内科疾病临证医案实录

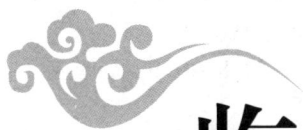

张元奎 主编

全国百佳图书出版单位
中国中医药出版社
·北京·

图书在版编目（CIP）数据

内科疾病临证医案实录 / 张元奎主编 . -- 北京：
中国中医药出版社，2025.5
ISBN 978-7-5132-9440-9

Ⅰ . R25

中国国家版本馆 CIP 数据核字第 2025M3Q454 号

中国中医药出版社出版

北京经济技术开发区科创十三街 31 号院二区 8 号楼
邮政编码　100176
传真　010-64405721
河北省武强县画业有限责任公司印刷
各地新华书店经销

开本 880×1230　1/32　印张 6　字数 124 千字
2025 年 5 月第 1 版　2025 年 5 月第 1 次印刷
书号　ISBN 978 - 7 - 5132 - 9440 - 9

定价　29.00 元
网址　www.cptcm.com

服 务 热 线　010-64405510
购 书 热 线　010-89535836
维 权 打 假　010-64405753

微信服务号　zgzyycbs
微商城网址　https://kdt.im/LIdUGr
官 方 微 博　http://e.weibo.com/cptcm
天猫旗舰店网址　https://zgzyycbs.tmall.com

如有印装质量问题请与本社出版部联系（010-64405510）

前言

吾自幼心怀悬壶济世之志，矢志于岐黄之术，幸蒙全国名中医张沛虬主任中医师收于门下，得窥中医堂奥。自此，吾潜心钻研，专攻肝胆中医内科之疾，兼涉中风、肿瘤、脾胃、风湿免疫及气血津液诸证，从医五十余载，未尝一日离临床一线，寒来暑往，悉心诊治每一位患者，于实践中积累了诸多切于实用之经验。这些经验，皆源自与患者的朝夕相处，见证了无数生命的起伏与康复，故而尤为珍贵。

先师之恩，没齿难忘。为缅怀先师之教诲，启迪后学，使之能从前人之经验中汲取智慧，少走弯路，吾不敢稍有懈怠。于临床之余，回顾往昔诊疗经历，将所遇典型病例，结合自身思考与创新，精心梳理，撰写医案达百余例。

然医道渊深，吾虽殚精竭虑，所成不过一隅之见。书中所述，恐有纰缪之处。吾诚惶诚恐，恳请医林耆宿、杏林同道，拨冗审阅，不吝赐教。若能蒙前辈与同道指出谬误，提出高见，吾定当虚心受教，感激不尽。此亦为吾对中医传承与发展之殷切期望，愿与诸君共勉，共促中医之繁荣昌盛。

张元奎

2025 年 1 月

目 录

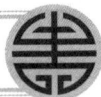

附： 膏方经验 / 171

第一章

肝胆病证

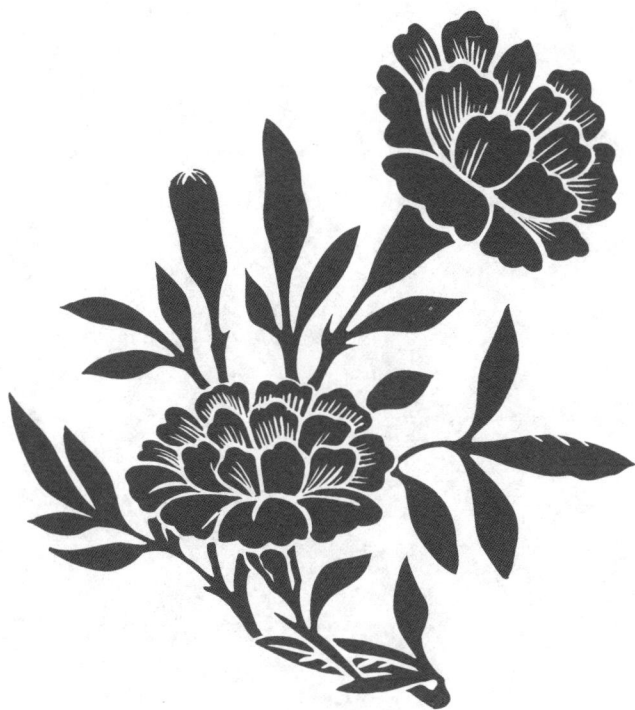

《素问·至真要大论》云："诸风掉眩，皆属于肝。"中风、眩晕、抽搐、黄疸、胁痛、肝癌、积聚、震颤等证均归属于中医肝病范畴。《素问·六节藏象论》曰："帝曰：藏象何如？岐伯曰：……肝者，罢极之本，魂之居也；其华在爪，其充在筋，以生血气，其味酸，其色苍，此为阳中之少阳，通于春气。"

"胁乃肝之分野"，胁痛不爽，责之于肝。肝主疏泄，分别与气机、情志、水津、胆汁、精卵以及脾胃之升降相关。肝多郁滞，肝郁伤脾、伤心、伤肺、伤肾颇多，"木郁达之"是针对肝病治疗的关键。

案1　酒疸（酒精性脂肪肝）

张某，男，58岁，农民。

初诊：2018年11月13日。

主诉：右上腹胀满数年。

症状体征：形体偏胖，乏力，纳旺，苔厚腻色黄，脉弦滑。

检查：超声提示肝光点增粗，回声增强（考虑酒精性脂肪肝）；肝内稍高回声结节（增生结节或纤维化）；肝囊肿。

病史：有饮酒史，酒量大，一餐饮半斤白酒。

中医辨证：食滞湿阻证。

治法：导滞化湿。

处方：柴胡10g，青皮6g，浙贝母15g，葛花10g，山慈菇10g，积雪草15g，槟榔10g，郁金10g，绞股蓝30g，泽泻10g，夏枯草10g。7剂。

2018年11月20日二诊：症如前，苔黄厚腻，脉弦滑，续治以导滞化湿，予原方7剂。

2018年11月27日三诊：腹胀减轻，苔白厚腻，脉弦滑，予原方7剂。

2018年12月3日四诊：苔薄白腻，脉弦滑，原方加枳椇子10g，马鞭草15g，7剂。

2018年12月10日五诊：肝区隐痛，舌下暗紫，苔白腻，脉弦滑，拟活血化瘀。

处方：桃仁10g，牡丹皮6g，赤芍15g，乌药6g，延胡索10g，葛花10g，枳椇子10g，川芎10g，当归10g，五灵脂10g，红花6g，枳壳10g，香附10g。

继续治疗一月余，症状稳定。

2019年1月18日：超声见肝脏大小尚正常，形态饱满，肝内见数个中等稍高回声及低回声结节，最大9mm×8mm，杨氏模量均值7.3kPa。

患者控制喝酒，食欲正常，腹胀消，生活如常。

按语：本例患者长期饮酒会损伤肝脾。肝失疏泄，横克脾土，苔黄腻、脉弦滑乃湿热蕴结之象。患者长期饮酒超过5年，每天摄入酒精量约为40g，易致脂肪肝。酒精性脂肪肝属酒精中毒损伤肝脏，宜以疏肝排毒缓肝之急，导滞化瘀健脾固本。

酒精摄入量估算公式：饮酒量（mL）×酒精浓度（%）×0.8（酒精比重）＝酒精摄入量（g）

案 2　积聚（肥胖性脂肪肝）

林某，男，28 岁，保安。

初诊：2013 年 8 月 23 日。

症状体征：患者肥胖明显，行动迟缓，步履重滞，腹大多赘肉，舌淡苔厚腻，脉弦。

检查：丙氨酸氨基转移酶（ALT）122U/L，天冬氨酸氨基转移酶（AST）110U/L，γ-谷氨酰转移酶（GGT）125U/L。B 超提示脂肪肝。体重 120kg，身高 172cm，腰围 113.32cm，BMI 31.7kg/m^2，为中度肥胖。

病史：有肥胖家族遗传史，父亲、母亲均超重。患者因职业特点每夜吃夜宵，且食欲旺盛。

中医辨证：湿阻中焦，脾运失健。

治法：燥湿健脾，理气导滞。

处方：苍术 10g，郁金 10g，茯苓 12g，党参 10g，绞股蓝 30g，泽泻 10g，决明子 15g，枳壳 10g，马鞭草 15g，荷叶 15g，广木香 10g，制大黄 12g，厚朴 10g。14 剂。

医嘱：饮食宜清淡，禁止吃夜宵。

2013 年 9 月 6 日二诊：体重略降，苔仍腻，脉弦滑。治以健脾化湿、理气导滞为法。

处方：党参 15g，白术 12g，薏苡仁 30g，茯苓 10g，绞股蓝 30g，枳壳 10g，陈皮 10g，制大黄 12g，广木香 10g，代代花 6g，厚朴 10g，泽泻 10g，决明子 15g，藿香 10g。14 剂。

2013 年 9 月 20 日三诊：体重减 2 斤，苔稍化，脉弦滑。续进原方 14 剂。

2013 年 10 月 4 日四诊：已减少夜班，体重减 4 斤，减少夜宵次数，苔白腻，脉弦滑。配合节食减肥。

处方：党参 10g，白术 12g，茯苓 12g，薏苡仁 30g，荷叶 15g，决明子 15g，绞股蓝 30g，泽泻 10g，枳壳 30g，生山楂 10g，莲子 15g，葛花 10g，片姜黄 10g，厚朴 10g。14 剂。

2013 年 10 月 18 日五诊：体重减 4 斤，尿多，便稀，苔白腻，脉弦滑。原方加黄连 10g。

2013 年 11 月 1 日六诊：体重减 2 斤，尿多，便成形，苔白腻，脉弦滑。

处方：党参 15g，白术 15g，薏苡仁 30g，葛根 15g，山药 15g，荷叶 15g，莲子 15g，泽泻 15g，鸡内金 10g，决明子 15g，生山楂 10g，绞股蓝 30g，片姜黄 10g。14 剂。

2013 年 11 月 15 日七诊：体重减轻 2 斤，咽痛，苔白腻，脉弦滑数。

处方：党参 15g，白术 15g，茯苓 15g，姜半夏 10g，枳壳 10g，泽泻 15g，连翘 15g，浙贝母 15g，薄荷 6g，决明子 15g，绞股蓝 30g，厚朴 10g，制大黄 10g。14 剂。

2013 年 11 月 29 日八诊：咽痛好转，苔白腻，脉弦滑。

此后，患者继续用本人验方绞股蓝汤调治一年，体重降至 80kg，BMI 21.1kg/m^2，腰围 96cm，肝功能复常，B 超提示脂肪肝消失。婚后又与新娘一起逛街吃夜宵，体重再度上升，增至 105kg，伴有腹胀不适，继续服绞股蓝汤，逐渐降至 84kg，肝功能恢复正常。

按语：脂肪肝分为酒精性和非酒精性两大类。非酒精性脂肪肝是一种无过量饮酒史，以肝实质脂肪变性和脂肪贮积为特征的临床病理综合征，其中肥胖性最多。确定肥胖与否当参考体重指数（BMI），BMI ≤ 25kg/m² 为超重，25 ～ 30kg/m² 为肥胖，30 ～ 40kg/m² 中度肥胖，>40kg/m² 重度肥胖。[体重指数（BMI）= 体重（kg）/ 身高 ²（m²）]

本案属于中医积聚范畴，其病位在肝脾，辨证当属气虚湿阻郁闭中焦。应配合节食减肥，健脾化浊，徐以图之。正如《诸病源候论·癥瘕病诸候》所言"瘕，痛随气移动是也，言其虚假不牢，故谓之瘕也""瘕者，假也，谓虚假可动也""盘牢不移动者，是癥也，言其形状，可征验也""可知癥即是积，瘕即是聚"。脾为阴土，以健运为能，过逸恣食则伤脾。脾虚生湿生痰，且肥胖患者多为痰湿，故从痰湿论治。治脾不在补而在运，湿痰宜燥，必须燥湿运脾化痰方能奏效。

基于多年的临床经验，本人自创验方绞股蓝汤，在治疗肥胖性脂肪肝方面屡获良效。该方的具体药物组成为：丹参 30g，青皮 6g，茯苓 10g，泽泻 15g，片姜黄 6g，泽兰 10g，薏苡仁 30g，荷叶 10g，决明子 15g，绞股蓝 30g。

此外，我们在日常生活中应当改掉吃夜宵的习惯，减少肥胖性脂肪肝形成的概率。

案 3　胁痛（慢性轻度病毒性乙型肝炎）

颜某，男，46 岁，工人。

初诊：2017 年 9 月 16 日。

主诉：右胁胀痛 1 年。

症状体征：喜睡乏力，伴有脘胀，食欲减退，苔薄腻，脉弦细。

检查：乙型肝炎 e 抗原（HBeAg）（＋），乙型肝炎病毒脱氧核糖核酸（HBV-DNA）＜检测下限（Quantitation Limit，QL）。ALT 85U/L，AST 76U/L。

中医辨证：肝郁气滞。

治法：疏肝解郁，理气开胃。

处方：柴胡 10g，当归 12g，赤芍 15g，茯苓 10g，炒白术 12g，仙茅 15g，淫羊藿 15g，绿萼梅 10g，大腹皮 10g，郁金 10g，党参 12g，枳壳 10g，田基黄 30g。

另配叶下珠胶囊（0.25g×36 粒）4 盒，每次 3 粒，3 次／日。

2017 年 9 月 23 日二诊：病情同上，续进原方加叶下珠胶囊。

2017 年 10 月 29 日三诊：腹胀渐消，乏力，喜睡，肝区痛止，苔薄腻，脉细。

检查：ALT 71U/L，AST 54U/L。

治法：益气健脾，调和营卫。

处方：当归 12g，赤芍 15g，党参 15g，白术 12g，茯苓 10g，陈皮 6g，炙甘草 6g，桂枝 6g，黄芪 30g，狗脊 10g，田基黄 30g，仙茅 15g，淫羊藿 15g。

另配叶下珠胶囊。

2017年11月5日四诊：胀消，伴痔疮出血，原方加生地榆15g，仙鹤草15g，槐花10g。配合叶下珠胶囊。

经一年多的规律调治，复查HBeAg已转阴，乙型肝炎e抗体（HBeAb）（+），肝功能正常，续以归芍异功汤加叶下珠胶囊善后。

按语：重新修订的《病毒性肝炎中医辨证标准》中将慢性肝炎分为五种证型，即正虚邪留证、肝郁脾虚证、肝肾阴虚证、肝胆湿热证、肝血瘀阻证。其中，肝郁脾虚证最常见，多由湿热毒瘀痰所致，渐至肝气郁滞，气血凝结，久病虚损为患。

本案患者属肝郁脾虚气滞，治疗重在调理肝脾、益气和营，提高机体免疫及解毒功能。患者未使用核苷类药物，也不符合干扰素治疗的适应证，用纯中医治疗一年，达到e抗原血清转阴的效果，实属不易。此外，叶下珠胶囊能抑制乙肝病毒，在本案的治疗中起到协同作用。

案4 胁痛（慢性轻度病毒性乙型肝炎）

高某，女，20岁，学生。

初诊：2008年4月24日。

主诉：胁痛2年。

症状体征：乏力，纳呆，腹胀，苔白，脉弦细。

病史：既往有慢性乙型肝炎病史，曾使用胸腺肽、叶下珠胶囊等治疗无效。

检查：乙型肝炎病毒脱氧核糖核酸（HBV-DNA）3.53×10^7copy/mL，ALT 80U/L，AST 52U/L，白蛋白/球蛋白（A/G）1.4。

中医辨证：肝郁脾虚。

治法：疏肝解郁，补气健脾。

处方：柴胡10g，白芍10g，枳实10g，甘草6g，马鞭草15g，郁金10g，延胡索10g，党参10g，香附10g。

西药予恩替卡韦（博路定）（0.5mg×7粒）×4盒，每次1粒，1次/日；复方益肝灵片（36片）×5盒，每次4片，1次/日。

2008年5月1日二诊：苔白腻，脉弦细。查HBeAg 4.544S/CO，ALT 74U/L。西药与中药同前。

2008年10月2日三诊：苔薄腻，脉弦细。复查乙肝表面抗原（HBsAg）137.714 IU/mL，HBeAg 2.182S/CO，ALT 52U/L。西药与中药同前。

2009年1月14日四诊：苔薄腻，脉弦细。复查HBsAg 11.666 IU/mL，HBeAg 1.009 S/CO，ALT 14U/L。西药与中药同前。

2009年4月5日五诊：苔薄腻，脉弦细。复查HBV-DNA 4.13×10^5copy/mL，HBsAg 14.247IU/mL，HBeAg 0.039S/CO，ALT 10U/L。西药与中药同前。

2009年10月2日六诊：苔薄腻，脉弦细。复查HBsAg 4.384 IU/mL，HBeAg 0.814S/CO，ALT 11U/L。西药与中药同前。

2010年1月18日七诊：苔白腻，脉弦细。复查HBV-DNA 6.73×10^4copy/mL，HBsAg 0.215IU/mL，HBeAg 0.359S/CO，ALT 11U/L。西药与中药同前。

2010年5月13日八诊：伴发痛经，月经量少，舌偏暗，脉弦细。复查HBV-DNA<QL，HBsAg 0.228IU/mL，HBeAg 0.000S/CO，ALT 12U/L，透明质酸（HA）180ng/mL，Ⅳ型胶原79ng/mL。

处方：当归10g，赤芍15g，川芎10g，益母草30g，红花10g，桂枝10g，小茴香6g，香附10g。

2010年7月29日九诊：痛经改善，舌正常，苔薄腻，脉细。HBV-DNA<QL，HBsAg 0.046IU/mL，HBeAg 0.000S/CO，ALT 11U/L，HA 125ng/mL，Ⅳ型胶原60ng/mL。处方同前。

2011年5月23日十诊：苔白腻，脉细。HBsAg 0.03IU/mL，HBeAg 0.55S/CO，ALT 9U/L，HA 180ng/mL。西药予以恩替卡韦（博路定）（0.5mg×7粒）×4盒，每次1粒，1次/日；复方益肝灵片（36片）×5盒，每次4片，3次/日。

2011年12月22日十一诊：苔白腻，脉细。接种乙肝疫苗20μg。处方同前。

2012年1月22日十二诊：苔白腻，脉弦。再次接种乙肝疫苗20μg。予恩替卡韦（博路定）（0.5mg×7粒）×4盒，每次1粒，1次/日。

2012年6月17日十三诊：苔白腻，脉细。复查HBV-DNA<QL，HBsAg 0.02IU/mL，HBeAg 0.39S/CO，ALT 8U/L。处方同前。

2012年7月7日十四诊：为了促使HBSAb转阳，换用替比夫定（0.6g×7粒）×4盒，每次1粒，1次/日，中药处方同前。

2012年8月22日十五诊：注射乙肝免疫球蛋白，分别于

2012 年 10 月 31 日、2012 年 11 月 7 日、2012 年 11 月 14 日注射乙肝免疫球蛋白。

2012 年 12 月 14 日十六诊：苔白腻，脉细。复查 HBV-DNA< QL，HBsAg 0.04U/mL，HBeAg 0.38 S/CO，ALT 7U/L，肌酸激酶（CK）67U/L。西药予替比夫定（0.6g×7 粒）×4 盒，每次 1 粒，1 次 / 日。

2013 年 3 月 22 日十七诊：苔薄白，脉细。HBV-DNA<QL，BsAg 0.03IU/mL，HBeAg 0.05 S/CO，ALT 10U/L，CK 66U/L。处方同前。

2014 年 3 月 12 日十八诊：苔薄腻，脉细。复查 HBV-DNA< QL，HBsAg 0.09IU/mL，HBeAg 0.43S/CO，ALT 22U/L。患者达到临床治愈。

按语：针对慢性活动性乙型肝炎，抗病毒治疗是取效的关键。此案患者为年轻学生，服用核苷类似物博路定，免疫应答良好。先是 e 抗原转阴，后是 s 抗原转阴，治疗过程中注射了乙肝疫苗和胸腺肽，起到了明显的协同作用，提高了患者的免疫功能。后来改用替比夫定，试图从 s 抗体转阳上突破。

复方益肝灵片由水飞蓟宾与五味子组成，具有稳定肝细胞膜、增强肝细胞线粒体酶活性、降低转氨酶、改善肝功能等作用。该药益肝强肾、解毒祛瘀，适用于肝肾阴虚、湿毒未清引起的胁痛、纳差、腹胀、腰酸乏力、尿黄等症，或慢性肝炎转氨酶增高者。有报道称，运用复方益肝灵片治疗患者 70 例，降低 ALT 及 AST 的总有效率分别达 77.14%、74.57%，综合疗效有效率为 75.71%，治疗期间出现月经病痛经，经中药治疗可以恢复。

案 5　胁痛（胆总管结石）

徐某，女，58 岁，农民。

初诊：2010 年 7 月 26 日。

主诉：右上腹痛 2 周。

症状体征：面目黧黑，厌食，乏力，苔白腻，舌淡紫，脉弦细数。

检查：超声提示胆总管结石，大小 0.7cm×0.5cm。

中医辨证：气滞中焦，郁瘀成石。

治法：疏胆化瘀，化瘀排石。

处方：炮山甲 6g，柴胡 10g，黄芩 10g，党参 10g，苍术 10g，枳壳 10g，生鸡内金 10g，广木香 10g，虎杖 30g，赤芍 15g，郁金 10g，生大黄 10g。

2010 年 8 月 2 日二诊：痛止，苔白腻，脉弦数。去炮山甲。

2010 年 8 月 9 日三诊：苔薄，脉弦。

处方：柴胡 10g，黄芩 10g，木香 10g，枳壳 10g，金钱草 30g，路路通 10g，滑石 6g，生地黄 10g，黄毛耳草 30g，虎杖 30g。

续进胆道排石汤调理两个月。2010 年 10 月 5 日复查胆石已排出，仅见胆管细密光点。

按语：本例以大柴胡汤加山甲软坚排石，旋以天津南开医院之胆道排石汤治疗两个月，收效甚佳。六腑以通为用，不通则痛，经疏胆化郁、化瘀排石，胆总管结石排出，使患者免于手术之苦。叶天士在《临证指南医案》中言："胆液为湿所阻，渍于脾，浸淫肌肉，溢于皮肤，色如熏黄。""瘀热在里，胆热液泄"，石清则气畅、痛止。

案6 胁痛（胆囊结石）

童某，女，51 岁，居民。

初诊：2010 年 10 月 14 日。

主诉：右上腹满痛 3 年余。

症状体征：嗳气，乏力，纳逊，便秘，苔白腻，脉弦细。

检查：超声提示胆内结石，大小 0.6cm×0.6cm。

中医辨证：胆郁气滞，烁津成石。

治法：疏胆理气，导滞排石。

处方：黄毛耳草 30g，虎杖 30g，郁金 10g，姜半夏 10g，广木香 10g，生大黄 10g，黄芩 10g，茵陈 30g，厚朴 10g，柴胡 10g，炮山甲 10g。

2010 年 10 月 21 日二诊：前述症状好转，苔白，脉弦。加石见穿 15g，去丹参。

2010 年 10 月 28 日三诊：痛止，纳增，气顺，苔白，脉弦。原方加党参 10g、莱菔子 30g。

调理一个月后，于 2010 年 12 月 2 日复查腹部超声提示：胆囊炎；胆总管扩张至 0.8cm（结石已排出）。

按语：胆道结石为腑气不通，煎熬成石。笔者采用自拟验方黄虎汤使胆总管扩张至 0.8cm，结石排出。自拟验方黄虎汤的组成：黄毛耳草 30g，虎杖 30g，黄芩 10g，广木香 10g，姜半夏 10g，炮山甲 10g，柴胡 10g，茵陈 30g，郁金 10g，生大黄 6g。胆囊结石以胆固醇结石为主，多系胆汁不断浓缩沉积而成。笔者自拟验方黄虎汤以黄毛耳草、虎杖为君药，方中使用大黄不仅能增加肝胆汁分泌，又能弛缓 oddi 括约肌，且抗菌谱强，不良反应小，临床使用过程中可酌加路路通促进结石移动。

笔者撰写的文章《黄虎汤治疗结石性胆囊炎》发表于《中华实用中西医杂志》1999 年第 12 卷，第 4 期，第 577 页。

案 7　胁痛（胆囊管结石）

叶某，女，29 岁，农民。

初诊：1998 年 9 月 15 日。

主诉：轻度黄疸半年，右上腹痛胀 3 年。

症状体征：乏力，厌油，恶心，苔白腻，脉弦滑数。

检查：腹部超声提示胆总管结石 0.7cm×0.4cm。

中医辨证：湿热中阻，胆胃不和。

治法：清热化湿，利胆排石。

处方：柴胡 10g，姜半夏 10g，茯苓 10g，虎杖 30g，茵陈 30g，黄毛耳草 30g，莪术 10g，路路通 10g，党参 10g，厚朴 10g，广木香 10g，生大黄 10g，麻黄 10g，丹参 30g。

1998 年 9 月 29 日二诊：胃痛已和，黄疸亦退，胀满减轻，食欲改善，苔化，脉和。原方治疗两个月后，12月2日复查腹部超声提示结石已排出。

按语：胆汁郁积，不循常道，则外溢泛黄。腑气以通下为顺，不通则痛，自拟黄虎汤方为主方，开闭导滞，排石退黄。

案8 虚劳（慢性轻度乙型病毒性肝炎，肾炎，闭经）

夏某，女，28岁，护士。

初诊：1985年3月1日。

主诉：乏力、浮肿2年余。

症状体征：面黄，脸如满月，纳差，饱胀，腰酸，不寐，肝痛，尿少，月经闭阻1年余，舌淡胖，苔薄黄腻，脉细数。

检查：ALT 80U/L，碱性磷酸酶（ALP）106U/L；HBsAg（＋），HBeAg（＋），乙肝核心抗体（HBcAb）（＋），乙肝核心抗体IgM型（HBcAb IgM）（＋）。尿常规提示尿蛋白（＋＋＋）、白细胞（＋＋）、红细胞（＋），管型偶见。

西医诊断：①乙型病毒性肝炎（慢性轻度）；②慢性肾炎。

中医辨证：①肝肾阳虚证；②脾失健运证；③冲任失调证。

治法：温肾疏肝，健脾通经。

处方：熟地黄30g，山萸肉10g，山药15g，茯苓15g，泽泻10g，柴胡10g，当归10g，白术10g，附子6g，黄芪30g，益母草30g，甘草6g，红花6g。

1985年3月15日二诊：浮肿消退，食欲改善，苔腻，脉弦细。原方加枸杞子10g、地锦草15g。

1985 年 3 月 29 日三诊：自觉症状好转，苔腻，脉弦细。原方去柴胡，加仙鹤草 30g、党参 15g。在原方基础上加减，前后治疗半年。

原方加减情况如下：胁胀加马鞭草、郁金；不寐加酸枣仁、夜交藤；经闭加红花、水蛭、王不留行；腰酸加杜仲、狗脊；腹满加大腹皮、鸡内金；口苦加佩兰、草果仁。

半年后，患者自觉症状明显好转，浮肿消退，尿检管型消退、蛋白转阴，ALT、ALP 复常，HBeAg 转阴。一年后，患者月经来潮，面色正常，HBsAg、HBcAb IgM 均转阴。之后，患者结婚、育儿，至今正常工作。

按语：本案患者为慢性乙肝伴慢性肾病，治疗上选用清代甬上名医高鼓峰所撰《四明心法》中的滋水生肝饮，滋肾柔肝。肾为肝之母，母病及子，子病犯母，水不涵木，肝木缺乏新发之生气，失于疏泄，精微物质失于固摄，肝木乘脾，脾失信而经闭。补肾、运脾、养肝、调经，持之以恒，疗效臻现，不仅乙肝 e 抗原转阴，而且乙肝表面抗原也转阴。本案患者没有使用核苷类似物，也未用干扰素治疗，虽是个例，实属不易。

案 9 癥瘕（肝硬化）

袁某，女，49 岁，居民。

初诊：2010 年 6 月 7 日。

主诉：黄疸伴胁痛数年。

症状体征：乏力，消瘦，腹胀，少寐，蜘蛛痣，肝掌，苔白腻，脉弦细，舌底静脉青紫。

检查：腹部超声提示肝光点粗，肝内多增强光点，门静脉内径 17mm，胆囊壁厚 6mm，胆内见 13mm×11mm 大小的光团。总胆红素（TB）75μmol/L，ALT 112U/L，AST 86U/L。

病史：2001 年患者因肝硬化、脾大、侧支循环形成行脾脏切除术。术后乏力，消瘦，右上腹痛，便溏泄。

西医诊断：肝硬化；脾已切；胆石症；门静脉高压症。

中医诊断：癥瘕（肝血瘀阻，脾失健运）。

治法：活血化瘀，健脾和营。

处方：柴胡 10g，赤芍 15g，当归 15g，莪术 15g，山萸肉 10g，虎杖 30g，大熟地 30g，茵陈 30g，党参 15g，山药 15g，黄芩 10g，薏苡仁 30g。

2010 年 6 月 14 日二诊：胁痛改善，大便仍溏，苔白，脉弦细。

处方：柴胡 10g，红花 6g，赤芍 30g，莪术 15g，党参 10g，黄芩 10g，茯苓 15g，生黄芪 30g，牡蛎 30g，黄毛耳草 30g，煨葛根 15g，茵陈 30g。

2010 年 6 月 21 日三诊：大便正常，乏力神倦，苔白，脉弦细。

处方：党参 15g，生黄芪 30g，炒白术 15g，升麻 6g，当归 12g，柴胡 10g，陈皮 6g，黄毛耳草 30g，赤芍 30g，茵陈 30g。

2010 年 6 月 28 日四诊：右胁胀，食欲减退，苔白，脉弦细。

处方：柴胡 10g，香附 10g，鸡内金 10g，枳壳 10g，黄芪 30g，郁金 10g，党参 15g，山药 15g，薏苡仁 30g，炒谷芽 30g，马鞭草 30g，茵陈 30g。

2010 年 7 月 5 日五诊：苔白腻，脉弦细。

处方：茵陈 30g，柴胡 10g，黄芪 30g，党参 15g，黄毛耳草 30g，虎杖 30g，牡蛎 30g，郁金 10g，姜半夏 10g，茯苓10g，六月雪 15g，地鳖虫 6g。

2010 年 7 月 14 日六诊：口干舌燥，乏力，右胁胀痛，苔白腻，脉弦细。

处方：茵陈 30g，炒白术 10g，茯苓 10g，泽泻 10g，石斛10g，柴胡 10g，六月雪 15g，虎杖 30g，黄毛耳草 30g，郁金10g。

2010 年 8 月 2 日七诊：复查 TB 55μmol/L，ALT 82U/L，AST 62U/L。舌底青紫渐消退，肝区胀痛不适，苔白腻，脉弦细。

处方：柴胡 10g，茵陈 30g，赤芍 15g，枳壳 15g，泽泻15g，石斛 10g，黄毛耳草 30g，虎杖 30g，麻黄 6g，连翘 10g，党参 12g，当归 15g。

2010 年 8 月 16 日八诊：黄疸消退，腹胀渐消，形体消瘦，苔白腻，舌瘦、脉细。查血常规提示白细胞计数（WBC）2.7×10^9/L，红细胞计数（RBC）2.5×10^{12}/L，血小板计数（PLT）36×10^9/L。原方去虎杖、黄毛耳草、麻黄、连翘，加阿胶 10g（烊冲）、苦参 6g、鳖甲 10g。

2010 年 8 月 30 日九诊：前述症状均有所改善，食欲增加，苔白，脉细。原方去枳壳，加熟地黄 30g。

2010 年 9 月 13 日十诊：续进中药以补元益气，柔肝健脾。

处方：党参 15g，白术 15g，茯苓 15g，炙甘草 10g，当归 15g，熟地黄 30g，川芎 10g，炒白芍 15g，生黄芪 30g，阿胶 10g，桂枝 6g，茵陈 30g。

该患者前后调治八年余，病情稳定。中药加减如下：黄疸加茵陈、黄毛耳草、麻黄；腹胀加鬼针草、大腹皮；胁痛加虎杖、郁金、马鞭草；白球蛋白比例倒置加黄芪、石韦；白细胞低下加苦参、鳖甲；红细胞低下加阿胶、熟地黄；血小板低下加花生衣、鸡血藤；肝功能指标异常，加垂盆草、田基黄。

2018 年 11 月 8 日查腹部 CT 提示肝硬化，肝右前叶上段处高血供结节灶，肝右后叶动脉血管迂曲增粗，下腔静脉管壁钙化斑。

2019 年 7 月 8 日乙肝病毒的血清学标志物检查提示小三阳。复查肝功能提示 TB 20.4μmol/L，直接胆红素（DB）7.9μmol/L，ALT 36U/L，AST 36U/L，ALP 173U/L，γ-谷氨酰转移酶（GGT）71U/L，总胆汁酸（TBA）17.7μmol/L。HBV-DNA<30IU/mL，甲胎蛋白（AFP）20ng/mL。

腹部 CT 提示肝硬化，脾脏术后缺如，肝右叶富血供结节灶，肝右后叶肝动脉血管迂曲增粗改变，下腔静脉管壁钙化斑。

腹部超声提示肝硬化，肝左叶前后径 68mm、上下径 49mm，肝右叶因气体遮挡未显示。门脉内径 12mm，气体严重干扰，可见部分肝脏膜呈锯齿样改变，肝内回声密集，分布欠均匀，可见散在结节，其中一个大小为 17mm×15mm，肝内血管走向不清。

2020 年 3 月 7 日，心电图检查提示窦性心律。无痛胃镜提示食管胃底静脉曲张结扎术后,残余曲张静脉再以内镜下结扎。

复查血常规提示 WBC 5.1×10^9/L,RBC 3.2×10^{12}/L,血红蛋白(Hb)118g/L。肿瘤标志物检查提示 AFP 1.5ng/mL,癌胚抗原(CEA)2.17ng/mL,糖类抗原 50(CA50)33.2U/mL。AST 37U/L,A/G 0.96,GGT 68U/L,TBA 22.6μmol/L。

2020 年 3 月 8 日,复查 TB 7.6μmol/L,DB 4.3μmol/L,ALT 41U/L,AST 69U/L,ALP 198U/L,GGT 78U/L,TBA 24.3μmol/L。肌酸激酶 -MB 亚型 95IU/L。血常规提示 WBC 4.3×10^9/L,RBC 3.26×10^{12}/L。凝血酶原时间 12.6 秒,乙肝小三阳,细胞角蛋白 -19 片段 4.13ng/mL,糖化血红蛋白 5.1%。

2020 年 3 月 10 日,胃镜提示食管胃底静脉曲张。心电图提示窦性心律。诊断为乙肝肝硬化失代偿期,脾切除术后。

患者目前病情稳定,纳食、睡眠二便与常人无异,能坚持家务劳动,能带孙子,能外出旅游。

按语:喻嘉言在《医门法律·胀病论》中言:"胀病亦不外水裹、气结、血瘀。"本案患者以气滞血瘀为主,经中医长期疏肝活血、化瘀导滞治疗奏效。经过前后十年的不间断治疗,终于使脾切后的肝硬化肝功能复常,HBV-DNA<QL,门静脉恢复正常,患者自觉症状消失,肝硬化在可控范围内。患者黄疸退尽,归功于患者的坚持治疗和配合,也彰显了中医药的治疗优势。

案 10 癥瘕（肝硬化，肝血管瘤，痛风）

徐某，男，82 岁，农民。

初诊：2018 年 6 月 3 日。

主诉：乏力、胁痛 1 年余。

症状体征：肝区胀满痛，面色黧黑，腰部酸痛，右足趾红痛，舌胖苔白，脉弦滑。

检查：腹部超声提示肝脏右叶前后径 48mm、上下径 68mm，右叶斜径 110mm，门脉内径 12mm，肝包膜欠光整，回声密集、增粗，分布均匀，肝内血管走向欠清，肝内可见 2 个高回声区，形态规则，界清，其中一个大小 17mm×14mm。胆囊大小 66mm×20mm，壁光滑，透声尚可，胆总管内径 5mm，脾已切除。

西医诊断：肝硬化；血管瘤；痛风。

中医辨证：肝血瘀积，痰湿凝滞。

治法：疏肝通络，除湿化瘀。

处方：当归 15g，赤芍 30g，党参 15g，白术 12g，茯苓 15g，柴胡 10g，威灵仙 12g，川牛膝 12g，地鳖虫 6g，马齿苋 30g，狗脊 10g，郁金 10g。

2018 年 6 月 17 日二诊：症同上述，苔白腻，脉弦细。原方加积雪草 15g。

2018 年 7 月 1 日三诊：关节酸痛，苔白腻，脉弦细。守原方继进 14 剂。

2018 年 7 月 15 日四诊：续进原方 7 剂。

2018 年 7 月 22 日五诊：痛风发作，难以下地，苔白腻，脉弦。

处方：当归 15g，赤芍 30g，忍冬藤 15g，金雀根 30g，桑枝 30g，牛膝 15g，木瓜 10g，郁金 10g，姜黄 10g，威灵仙 12g，山慈菇 10g。

2018 年 7 月 29 日六诊：痛风减轻，苔白，脉弦。续进原方 7 剂。

2018 年 8 月 5 日七诊：胁痛减轻。腹部超声提示肝硬化，肝内高回声，血管瘤 14mm×13mm。续进原方 7 剂。

2018 年 8 月 12 日八诊：症同上，原方加生地黄 30g、骨碎补 15g。

2018 年 8 月 26 日九诊：痛风缓解，肝胀，纳差，腿冷，舌黏腻，脉弦。

处方：柴胡 10g，当归 10g，炒白术 10g，赤芍 10g，茯苓 10g，威灵仙 12g，干姜 6g，牛膝 10g，丹参 30g，马鞭草 30g。

2018 年 9 月 9 日十诊：口干舌燥，眼圈黑，目如压，舌隐红，苔少，脉弦。

处方：生地黄 30g，当归 15g，丹参 30g，川断 10g，枸杞子 10g，石斛 10g，赤芍 30g，川芎 10g，麦冬 10g，马鞭草 15g，地鳖虫 6g。

2018 年 9 月 16 日十一诊：肩胛部肿痛。原方加徐长卿 10g、秦艽 10g。

2019 年 2 月 17 日，超声提示肝脏左叶前后径 60mm、上下径 72mm，右叶斜径 129mm，门脉内径 8mm，肝包膜欠光整，肝内回声密集、增粗、分布尚均匀，肝内血管走向欠清，肝内见数个高回声，界清，大者约 10mm×8mm，内未见明显血流信号。胆囊大小 71mm×22mm，壁毛糙，透声尚可，胆总管上段内径约为 4mm。胰腺大小、形态正常，轮廓清晰，内部回声均匀，主胰管不扩张。脾脏已切除。提示肝硬化，胆壁毛糙。

2019 年 2 月 24 日，肝血管瘤续有缩小，自觉正常，苔白，脉弦。

处方：当归 15g，熟地黄 30g，川芎 10g，红花 10g，延胡索 10g，桃仁 10g，虎杖 30g，柴胡 10g，山慈菇 10g，郁金 10g，马鞭草 30g。

2019 年 4 月 22 日，超声提示肝脏左叶前后径 50mm、上下径 67mm，右叶斜径 108mm，门脉内径 11mm，肝包膜欠光整，肝内回声密集、增粗、分布尚均匀，肝内血管走向欠清，肝内见数个高回声，界清，形态规则，大者 6mm×9mm。胆囊大小 66mm×24mm，壁毛糙，透声尚可，胆总管上段内径约为 4mm。胰腺大小形态正常，轮廓清晰，内部回声均匀，主胰管不扩张，脾脏已切除。

处方：原方加鳖甲 10g、威灵仙 12g。此后未间断服药，仍继续调理。

按语：肝硬化兼有血管瘤，在疏肝通络基础上加上活血化瘀，使痛风得清，血管瘤缩小，肝硬化明显好转，达到临床治愈。肝脾肿大属于中医学"积""瘕""痞块"范畴。《难经》称左胁下积块为"肥气"，脐上积块为"伏梁"，胃脘部积块为"痞气"，右胁下积块为"息贲"，少腹积块上至心下苦豚状为"息豚"。发病多因饱食所伤，情志不遂，邪气所客，气机阻滞，瘀血内停，或兼痰湿凝滞，正气亏虚，与肝脾失调有关。若固定不移，痛有定处，则病在血分。本案患者肝硬化，胁痛固定不移，病位在肝，属肝血瘀阻之癥瘕，故以疏肝破瘀通络为治。饮食应以高热量、高蛋白、维生素丰富而易消化的柔软食物为主；肝衰竭及肝性昏迷时蛋白质供应应减少；少食多餐，忌食煎、炸、炒、多骨刺食物，严格禁酒，亟宜低盐饮食。

案 11　黄疸（肝内胆管结石）

王某，女，33 岁，农民。

初诊：2013 年 8 月 9 日。

主诉：黄疸数年。

症状体征：右上腹疼痛，疼痛呈放射性，可放射至右背部，嗳气，厌油，纳逊，大便不畅，苔黄腻，脉弦。

检查：超声提示胆总管结石，左右肝内胆管结石。

中医辨证：肝郁血瘀。

治法：疏肝解郁，化瘀退黄。

处方：柴胡 10g，广木香 10g，生大黄 10g，炮山甲 6g，路路通 10g，枳壳 10g，厚朴 10g，赤芍 30g，茵陈 30g，虎杖 30g。

2013 年 8 月 23 日二诊：便畅，症减，苔白腻，脉弦。续进原方去生大黄、枳壳，加黄毛耳草 30g、制大黄 10g。

2013 年 9 月 6 日三诊：腹痛减轻，纳增，苔化，脉滑。

处方：柴胡 10g，桃仁 10g，当归 15g，赤芍 15g，川芎 10g，三棱 10g，虎杖 30g，黄毛耳草 30g，制大黄 10g，茵陈 30g，石见穿 15g。

2013 年 9 月 20 日四诊：诸症悉退，原方加减三月后复查超声提示左右肝内胆管结石影消失，胆总管结石排出。

按语：此案黄疸系肝内气滞、胆汁排泄不畅所致，不通则痛，郁而发黄。治疗先拟疏肝破滞，荡涤脏腑，继以疏肝利胆，通腑导滞，持之以恒而复原。通则不痛，通则瘀消黄清也。

案 12 臌胀（肝硬化腹水，低血压，子宫颈癌）

张某，女，49 岁，居民。

初诊：2018 年 9 月 17 日。

主诉：黄疸 1 年。

症状体征：乏力，消瘦，腹胀痛，腹水征（＋），纳呆，便秘，苔白腻，脉沉细。血压 90/50mmHg。

病史：六年前行子宫颈癌切除术。

检查：WBC 2.0×10^9/L，PLT 31×10^9/L；TB 70.8μmol/L，ALT 45U/L，AST 41U/L。

西医诊断：肝硬化（失代偿期）。

中医诊断：臌胀（肝郁脾虚，湿阻发黄）。

治法：疏肝健脾，导滞化湿。

处方：柴胡 10g，枳壳 10g，熟地黄 30g，茵陈 30g，黄精 30g，黄毛耳草 30g，腹水草 30g，车前子 30g，商陆 10g，炒谷芽 30g。

2018 年 10 月 15 日二诊：头晕，腹胀，乏力，面黄，纳呆，苔白腻，脉沉细。原方加女贞子 30g、莱菔子 30g。

建议患者住院，但被医院拒收，患者只能在家休养。

2018 年 10 月 29 日三诊：黄疸开始退，腹水仍有，能步行，得泻则舒，苔白腻，脉沉细。查 WBC 1.7×10^9/L，RBC 2.66×10^{12}/L。

处方：当归 15g，赤芍 15g，川芎 10g，熟地黄 30g，黄芪 30g，薏苡仁 30g，丹参 30g，党参 15g，枸杞子 10g，茜草 10g，红花 3g，苦参 10g，鸡血藤 15g。

四诊至九诊：以涤黄汤加减治疗。处方：柴胡 10g，赤芍 15g，滑石 30g，虎杖 30g，麻黄 10g，连翘 10g，赤小豆 30g，车前子 30g，丹参 30g，腹水草 30g，制大黄 6g，茵陈 30g。

2019 年 3 月 20 日十诊：能进食，吐止，面黄，苔白腻，脉细。

处方：茵陈 30g，广金钱草 30g，石韦 30g，滑石 30g，车前子 30g，茯苓 10g，葛根 12g，麻黄 6g，赤小豆 30g，甘草 10g，当归 10g，红花 3g。

2019 年 5 月 4 日十一诊：眩晕，喜睡，苔白腻，脉细。血压 78/50mmHg。

处方：黄精 30g，枸杞子 10g，菟丝子 10g，川芎 10g，山萸肉 10g，葛根 15g，党参 12g，当归 15g，莱菔子 30g，炒白芍 15g。

2019年6月19日十二诊：巩膜清白，尿清，面色萎黄，苔薄，脉细。血压78/60mmHg。予十全大补汤加柴胡10g，大腹皮10g，莱菔子30g，石斛10g。

2019年8月28日十三诊：苔白，脉细。血压90/50mmHg。原方加黄精30g，木贼草10g。

2019年11月27日十四诊：黄疸退清，腹痛，咳嗽，精神萎靡，苔白腻，脉细滑。再次建议患者入院治疗，被医院拒收。仍以中医药治疗为主，居家休养。

处方：茵陈四苓汤加党参10g，大腹皮10g，浙贝母12g，黄毛耳草30g，炒白芍15g。

2019年12月18日十五诊：诸症悉清，苔薄，脉细。原方加葛根15g。

2020年4月15日十六诊：复查血常规：WBC 1.9×10^9/L，RBC 2.5×10^{12}/L，PC 31×10^9/L。予十全大补汤加鸡血藤15g，花生衣30g，茵陈30g，莪术15g。

2020年4月29日十七诊：精神振作，面色红润，苔薄，脉细。原方续进14剂。

后患者黄疸退，复查TB 20μmol/L，WBC 4.5×10^9/L，RBC 3.5×10^{12}/L，PC 31×10^9/L。患者能从事轻微劳作。

按语："鼓胀与蛊胀不同，鼓胀者，中空无物，腹皮绷急，多属于气。蛊胀者，中实有物，腹形充大，非虫即血。"李东垣在《兰室密藏·中满腹胀论》曰："《调经篇》云：因饮食劳倦，损伤脾胃，始受热中，末传寒中，皆由脾胃之气虚弱，不能运化精微而制水谷，聚而不散，而成胀满。"明代李梴在《医学入门》中言："凡胀初起是气，久则成水……治胀必补中行湿，兼以消积，更断盐酱。"《风痨臌膈四大证治》曰："实者，腹中常痛，外坚内满，按之痛甚，法多疏利；虚者，时胀时减，气怯神疲，按之则濡，法当温补。"此案系虚胀，患者形体羸瘦，皮色金黄，腹大如鼓，又是子宫颈癌术后，两次建议住院，都被医院拒收。遂专心接受中医药治疗，治疗中突出扶正健脾，不但黄退水消，而且纳增、体胖，笔者自拟经验方涤黄汤，取解散法之意，因黄疸之邪，需要解散，通过开鬼门、洁净府，从二道而出，开鬼门即发汗，洁净府即利尿。

自拟涤黄汤处方：柴胡 10g，赤芍 30g，滑石 30g，虎杖 30g，麻黄 10g，连翘 10g，赤小豆 30g，车前子 30g，丹参 30g，川芎 10g。

《伤寒论》中对于阳黄兼表证，言："伤寒瘀热在里，身必黄，麻黄连轺（翘）赤小豆汤主之。"涤黄汤中就包含麻黄连翘赤小豆汤成分，如此则表里宣通，湿热有外泄之路，表解里和，其病可愈。

案 13 肝癌（伴听神经瘤）

陶某，男，61 岁，干部。

初诊：2018 年 10 月 20 日。

疾病概述：患者因肝癌行微创手术后，发现听神经瘤，化疗三次。

症状体征：肝区隐痛，乏力神疲，左侧面瘫，伴呕吐，苔腻，脉弦滑。

检查：磁共振检查提示肝癌术后，肝Ⅴ段部分缺如，增强前后未见明显异常强化及占位影，肝Ⅳ、Ⅷ段可见动脉期结节状强化影，直径11mm～13mm，门脉期及延迟期呈等信号改变；肝内可见多发类圆形长 T_1 长 T_2 信号影，较大直径16mm，增强后未见明显强化。结论：①肝癌术后改变（对比2018年6月5日检查结果新增肝Ⅳ、Ⅷ段动脉期强化小结节）；②肝内多发囊肿。

西医诊断：肝癌伴听神经瘤。

中医辨证：肝脾两虚，气血瘀阻。

治法：调理肝脾，活血通络。

处方：柴胡10g，当归10g，姜半夏15g，茯苓10g，黄芪30g，党参10g，白附子10g，僵蚕6g，丹参15g，山慈菇10g，马鞭草30g，桑黄6g。

2018年11月4日二诊：原方加鳖甲15g。

2018年11月11日三诊：原方加白花蛇舌草30g。

2018年12月4日四诊：复查磁共振检查提示肝Ⅳ段动脉期结节状强化影，直径11mm；原肝Ⅷ段动脉期强化小结节，本次未见显示；原肝Ⅳ段动脉期强化小结节，较前略缩小。原方续进7剂。

2018年12月12日五诊：结节开始缩小，苔薄腻，脉弦滑。原方加蜈蚣2条，天麻10g。

2018 年 12 月 19 日六诊：苔薄，脉弦滑。

处方：白附子 10g，防风 6g，凌霄花 6g，莪术 10g，当归 10g，赤芍 15g，白花蛇舌草 30g，鳖甲 15g，丹参 30g，熟地黄 30g，僵蚕 6g，炙甘草 10g，桑黄 6g。

2018 年 12 月 26 日七诊：苔薄，脉弦滑。原方续进 14 剂。

2019 年 2 月 13 日八诊：夜不安寐，胁痛，苔薄，脉弦滑。

处方：白附子 10g，柏子仁 10g，炒枣仁 15g，天冬 10g，生地黄 30g，当归 10g，丹参 30g，茯神 10g，马鞭草 30g，远志 6g，桑黄 6g。

2019 年 2 月 20 日九诊：面瘫已转正常，未见咳、喘、痰，寐安，纳增，苔腻，脉弦细。复查磁共振检查提示原肝Ⅳ段动脉期强化小结节，较以前未见明显显示。

处方：生黄芪 30g，蜈蚣 2 条，赤芍 30g，川芎 15g，当归 15g，桑黄 6g，红花 6g，桃仁 10g，红豆杉 4g，夏枯草 10g。

之后以此方加味善后。

按语：本案患者为肝癌术后结节，使用中药后结节逐步缩小直至消失，中医辨证为肝脾两虚夹瘀，经调和肝脾，降逆和胃，达到临床缓解。经过治疗，听神经瘤虽不能消失，但中医对于面瘫的治疗效果是确切的，辨证治疗可见一斑。桑黄菌种 PL-8 具有抗肿瘤、抗氧化的作用，能提高机体免疫系统功能，已广泛用于治疗肺癌、肝癌、食管癌、卵巢癌等。患者宜食富含维生素的食物，如莴苣、萝卜、番茄、白菜、南瓜、豌豆、豆芽等蔬菜及海藻、海带、海龟、海蜇、海参、乌贼等海货和瓜果；

忌食霉咸鱼、熏制肉、泡咸菜、臭豆腐等烧焦发霉、熏制食品。

"虚""毒""瘀"是肝癌的基本病机。肝癌早期气郁脾虚湿阻，中期湿热毒瘀，晚期肝肾阴虚，临床上多从肝郁脾虚、气滞血瘀、湿热痰毒、湿滞水停、肝肾阴虚等入手辨证施治。

案 14　肝癌

方某，女性，45 岁，居民。

初诊：2010 年 3 月 8 日。

症状体征：腰痛，眩晕，乏力，消瘦，面色黧黑，口干苦，舌紫暗、少津，舌苔白腻，脉弦细。

病史：2002 年患者因原发性肝癌行手术切除，术后化疗两次。

中医辨证：气滞血瘀，肝胃阴虚。

治法：活血化瘀，柔肝养胃。

处方：白花蛇舌草 30g，半枝莲 30g，当归 15g，赤芍 15g，熟地黄 30g，麦冬 10g，石斛 10g，川芎 10g，桃仁 10g，地鳖虫 10g，蒸萸肉 10g，丹参 30g。

2010 年 3 月 15 日二诊：胁痛，舌紫，脉弦细。原方加马鞭草 30g。

2010 年 3 月 22 日三诊：胁痛止，肝胀，舌苔白腻，脉弦细。

处方：柴胡 10g，当归 15g，枳壳 10g，赤芍 15g，香附 10g，佛手 6g，郁金 10g，半枝莲 30g，蛇六谷 30g（先煎），马鞭草 30g，党参 12g，代代花 6g。

2010 年 3 月 29 日四诊：食欲差，舌苔白腻，脉弦细。

处方：当归 15g，炒白芍 15g，党参 15g，炒白术 15g，茯苓 15g，炒鸡内金 10g，炒麦芽 30g，五味子 6g，郁金 10g，蛇六谷 30g（先煎），丹参 30g，石斛 10g。

2010 年 4 月 5 日五诊：腰酸，乏力，舌苔白腻，脉弦细。

处方：熟地黄 30g，蒸萸肉 10g，山药 10g，牡丹皮 6g，茯苓 15g，泽泻 15g，蛇莓 30g，杜仲 15g，续断 10g，蛇六谷 30g（先煎），黄芪 30g。

2010 年 4 月 12 日六诊：时发眩晕，乏力，经量少，舌紫暗，舌苔白腻，脉弦细。

处方：天麻 10g，丹参 15g，当归 15g，赤芍 15g，益母草 15g，红花 10g，女贞子 30g，蒸萸肉 10g，熟地黄 30g，蛇六谷 30g（先煎），黄芪 30g，川芎 12g。

2010 年 4 月 19 日七诊：精神振作，食欲好转，偶尔便溏，乏力，脉弦细。

处方：党参 15g，炒白术 15g，茯苓 15g，炒扁豆 15g，山药 15g，薏苡仁 30g，藤梨根 30g，芡实 30g，枸杞子 15g，葛根 15g。

2010 年 4 月 26 日八诊：患者自觉症状好转。原方加减。

腹部超声检查提示：肝脏左叶前后径 69mm、上下径 69mm，右叶前后径 114mm，门脉内径 10mm，肝包膜欠光整，肝光点增粗，分布尚均匀，肝内血管走向欠清。胆囊大小 66mm×22mm，壁粗糙，透声尚可，胆总管上段内径约为

4mm。胰大小、形态正常，轮廓清晰，内部回声均匀，主胰管不扩张。脾脏厚35mm、长114mm，侧卧肋下未及，包膜轮廓清晰，回声均匀。超声诊断：肝占位术后，胆壁粗糙，提示肝硬化，建议定期复查。

现患者病情稳定，坚持治疗，能正常工作、从事家务劳动，至今身体健康。

按语：肝为刚脏，体阴而用阳，喜条达而恶抑郁，湿热毒瘀加之久远，渐至痰浊阻络，积成癥瘕，瘀块肿痛，术后经络仍为痰滞，脾阳难以舒展。治宜活血化瘀，调理肝脾佐以治胃，胃气存则畅，津液涸则亡。活血要审慎，避免出血倾向。

案15 肝癌

谢某，男，81岁，退休工人。

初诊：2014年10月12日。

主诉：轻度黄疸数年。

检查：肝癌术后22个月查AFP 11.88ng/mL，CEA 3.84ng/mL。上腹部增强CT提示肝左叶S_2段异常高灌注，再生结节可能性大；肝硬化，脾大；双肾囊肿。

核磁共振提示肝脏大小、形态正常，肝内见一小圆形长T_1长T_2信号影，增强后未见明显强化，肝内血管走向正常，肝内外胆管无扩张，胆囊扩大，内见一个类圆形占位，直径为4cm，呈长T_1长T_2信号影，增强后，不均匀强化。脾不大，胰腺大小形态正常。右肾多发长T_1长T_2信号影，较大者直径3.7cm，左肾部有一个小囊肿。印象：肝癌，右肝小囊肿，左右肾多发囊肿（2012年11月16日）。

症状体征：自2012年11月底，患者因肝癌行切除术后体虚多病，夜寐不酣，消瘦乏力，食欲不佳，舌质红、苔白厚腻，脉细滑。

中医辨证：肝血亏虚，胃阴不足。

治法：柔肝养血，滋补胃阴。

处方：柴胡10g，当归15g，赤芍30g，楮实子15g，熟地黄30g，茯苓15g，郁金10g，蛇六谷30g（先煎），红豆杉4g，谷精草12g，石斛10g，党参10g。

2014年11月12日二诊：肋胀改善，太阳头痛，舌苔白腻、脉弦细，续进中药以柔肝和荣、滋补胃阴。

处方：柴胡10g，当归15g，赤芍30g，熟地黄30g，石斛10g，葎草30g，党参10g，茯苓15g，郁金10g，蛇六谷30g（先煎），红豆杉4g，薏苡仁30g。

2014年12月10日三诊：头痛减轻，食欲增加，少寐，舌苔白腻，脉弦细。原方加夜交藤30g、合欢皮10g。

2014年12月24日四诊：眠稍安，食欲增加，二便正常，舌苔白腻，脉弦细。

处方：当归15g，赤芍15g，熟地黄30g，川芎10g，蛇六谷30g（先煎），红豆杉4g，蛇莓15g，太子参10g，薏苡仁30g，虎杖30g，厚朴10g，甘草10g。

2018年1月7日五诊：黄疸消退，舌苔白腻，脉弦细，续进中药以补益肝胃。

处方：党参 15g，当归 15g，熟地黄 30g，炒白芍 15g，葛根 15g，山药 15g，蒸萸肉 6g，郁金 10g，红豆杉 4g，蛇六谷 30g（先煎），茯苓 15g，茵陈 30g。

2018 年 11 月 21 日六诊：患者形态气血渐复原，舌苔白腻，脉弦细。生化检查提示：ALT 25U/L，AST 35U/L，GGT 175U/L，前白蛋白 12.8g/L。肿瘤标志物检查：AFP 8.5ng/mL，CEA 3.62ng/mL。续进中药以润养气血。

处方：白参 6g，当归 15g，炒白芍 15g，熟地黄 30g，枸杞子 12g，黄芪 30g，桂枝 6g，川芎 10g，炒白术 15g，茯苓 15g，蛇莓 15g，半枝莲 30g，大枣 5 枚。

2020 年 4 月 21 日复查生化检查提示：ALT 19U/L，AST 33U/L，GGT 275U/L，ALP 153U/L，前白蛋白 13.9g/L。肿瘤标志物检查：AFP 7.04ng/mL，CEA 3.82ng/mL。

如今患者病情稳定，能够正常生活。

按语：《圣济总录》曰："积气在腹中，久不差，牢固推之不移者，癥也……按之其状如杯盘牢结，久不已，令人身瘦而腹大，至死不消。"此肝积描述与肝癌症状相同，故笔者使用自拟蛇舌草汤。

自拟蛇舌草汤处方：白花蛇舌草 30g，半枝莲 30g，丹参 30g，猫人参 30g，黄芪 30g，甘草 10g，太子参 10g，当归 10g，天龙 3 条，桑寄生 10g。

对于肝癌的治疗，西医学多采用手术切除，中医治疗多运用在术后调理。中医辨证多为肝脾两虚、肝胃阴虚、气滞血瘀。

此案患者为肝胃阴虚。对于肝癌的预防，强调"管粮、改水、防肝炎"，避免摄入霉变食物，改善饮水质量，推广乙肝疫苗接种，防止乙肝癌变。

案 16 肝癌（转移性腹壁癌）

王某，男，46 岁，工人。

初诊：2013 年 11 月 8 日。

主诉：发现肝区疼痛 1 个月。

病情概况：患者于 2013 年 4 月 12 日行肝切除＋门奇断流＋胃小弯侧血管清除＋右肝癌切除术，术中行 B 超推查术。术中发现肝脏呈结节性硬化，右肝前叶发现 1.5cm 的肿块占位；脾脏明显肿大，大小 25cm×15cm×12cm。术后病理检查诊断为右肝原发性肝癌、乙肝肝硬化、胃底静脉曲张、肝囊肿、慢性淤血性脾肿大。刻下症见：精神萎靡，纳减，腹胀满，舌暗苔薄白，脉弦细。

检查：HB_sAg（＋），HB_eAb（＋），HBV-DNA $9.54×10^4$copy/mL。AFP 18.46ng/mL，糖类抗原 19-9（CA19-9）79.10U/mL。

中医辨证：肝脾瘀阻，胃气不和。

治法：疏肝化瘀，理脾健胃。

处方：柴胡 10g，丹参 30g，当归 15g，赤芍 30g，白花蛇舌草 30g，半枝莲 30g，枳壳 10g，党参 15g，凌霄花 6g，蛇莓 15g，炒麦芽 30g，石斛 10g，蛇六谷 30g（先煎）。

2013 年 11 月 22 日二诊：原方续进 14 剂。

2013 年 12 月 7 日三诊：纳增，腹舒，苔薄白，脉弦细。

处方：蛇莓 30g，蛇六谷 30g（先煎），白花蛇舌草 30g，丹参 30g，赤芍 30g，桂枝 6g，党参 15g，石斛 10g，枸杞子 12g，茯苓 15g。

2013 年 12 月 21 日四诊：精神复原，行动自如，苔薄，脉弦细。予十全大补汤加蛇六谷 30g（先煎），蛇莓 15g，红豆杉 4g。

2014 年 12 月 7 日，检查提示腹壁正中偏左发现 2cm×2cm 大小的肿块，无压痛。AFP 226.6ng/mL。2014 年 12 月 8 日行手术切除（冷冻病理回报：腹壁纤维横纹肌转移性低分化癌）。

2014 年 12 月 29 日五诊：神疲，纳不香，头昏眩，苔薄白，脉弦细。

处方：党参 15g，黄芪 15g，石斛 10g，炒白术 15g，茯苓 15g，白花蛇舌草 30g，蛇莓 15g，蛇六谷 30g（先煎），猫人参 30g，当归 10g，赤芍 30g，桂枝 6g，山药 15g。

2015 年 6 月，查肿瘤标志物提示：糖类抗原 72-4（CA72-4）24.7U/mL，细胞角蛋白片段 194ng/mL，AFP 2.08ng/mL，CEA 10.3ng/mL，鳞状细胞癌抗原 1.9ng/mL，糖类抗原 19-9（CA19-9）22.6U/mL，糖类抗原 125（CA125）9.6U/mL。

后以自拟蛇舌草汤与十全大补汤交替治疗症状改善。

按语：我国肝癌患者的主要病因是乙肝病毒感染，属于中医学"积聚""癥瘕""臌胀""黄疸""肥气""痞气""肝积"等证的范畴。本案患者为肝癌术后又发腹部肿块，经手术切除后，患者精神萎靡，经调治，病情明显好转，检查指标下降至正常范围。笔者针对肝癌术后患者主要采取扶正与祛邪交替治疗。

案 17　抽搐

屠某，男，12 岁，学生。

初诊：1999 年 3 月 7 日。

主诉：右侧面部口角肌肉抽搐 1 年余。

现病史：患者右侧面部口角肌肉抽搐 1 年余，多处求医治疗无效，发作有间歇时间、不分昼夜，影响上课，导致记忆力减退，家长深为困扰。患者以前是优秀学生，因发作时影响思维，导致心绪不宁。刻下症见：手足蠕动，神疲乏力，食欲一般，苔白腻，脉弦细。

检查：头颅 CT 检查正常。

中医辨证：阴虚动风。

治法：滋阴潜摄。

处方：龟甲 10g（先煎），羚羊角粉 0.4g，太子参 10g，茯神 10g，蜈蚣 1 条，防风 6g，赤芍 15g，熟地黄 20g，蒸萸肉 6g，白附子 3g（先煎）。

1999 年 3 月 14 日二诊：未见改善，舌苔白腻、脉弦细。原方续进 7 剂。

1999 年 3 月 21 日三诊：患者症状减轻，发作间隔时间较前延长，苔白，脉弦。原方续进 7 剂。

1999 年 3 月 28 日四诊：抽搐明显减轻，舌苔白腻，脉弦细。

处方：龟甲 10g（先煎），太子参 10g，茯神 10g，蜈蚣 1 条，防风 6g，赤芍 10g，熟地黄 20g，白附子 3g（先煎），生地黄 15g，炙甘草 6g，黄芪 15g。

1999 年 4 月 4 日五诊：患者症状继续好转，抽搐明显减轻，苔白腻，脉弦细。原方续进 7 剂。

前后调理半年后，患者抽搐症状完全消失，恢复正常。

按语：抽搐是热盛动风、阴虚动风、阳亢动风、风热内袭动风的主症，需分清虚实，此案患者为气阴亏虚动风，证药相符，疗效显著。

案 18 颤证

赵某，女，43 岁，居民。

初诊：2020 年 5 月 10 日。

主诉：头颤、手抖数月。

症状体征：胸脘痞闷，口干，痰黄而稠，苔黄，脉弦细。

中医辨证：痰热动风。

治法：清化痰热，息风镇颤。

处方：天麻 10g，赤芍 10g，枳壳 10g，甘草 6g，僵蚕 6g，防风 6g，胆南星 6g，秦艽 10g，地龙 6g，天竺子 10g，牛膝 10g。

2020 年 5 月 17 日二诊：轻度腹泻两次，苔白，脉弦细。

处方：钩藤 10g，炒白术 10g，茯苓 10g，鸡血藤 12g，黄芩 10g，葛根 10g，珍珠母 30g，丹参 30g，羌活 10g，僵蚕 6g，胆南星 6g。

2020 年 5 月 24 日三诊：头痛、腹泻止，仍抖动，苔白，脉弦细。原方加地龙 6g，狗脊 10g，浙贝母 10g。

2020 年 5 月 31 日四诊：本周未颤抖，苔白，脉弦细。续进原方 7 剂。

2020 年 6 月 7 日五诊：颤抖已止，口润，苔薄黄，脉和，续进中药以健脾化痰。

处方：北沙参 10g，炒白术 10g，茯苓 10g，浙贝母 12g，薏苡仁 10g，远志 6g，当归 10g，天竺子 10g，僵蚕 10g，钩藤 10g。

按语：《素问·至真要大论》曰："诸风掉眩，皆属于肝。"掉即颤震之谓也。《医学已任编》认为，大抵气血俱虚，不能养荣筋骨，故为之振摇不能主持也，故须大补气血的人参养荣汤。因肝血不养筋脉，当养血祛风，加用虫类药，搜风剔络。

案 19　眩晕（梅尼埃病）

陆某，男性，38 岁，工人。

初诊：2013 年 7 月 16 日。

主诉：眩晕 3 年。

症状体征：时有恶心，纳呆，乏力，晕时自觉房屋旋转，舌苔白腻，脉弦细。

病史：幼时有中耳炎。

中医辨证：痰浊上逆。

治法：健脾，化痰，降逆。

处方：姜半夏 15g，茯苓 15g，炒白术 15g，苍术 10g，

枳壳 10g，党参 15g，黄芪 30g，焦六曲 10g，陈皮 6g，天麻
10g。

2013 年 7 月 23 日二诊：恶心渐和，眩晕略减，苔白腻，脉
弦细。续进原方 7 剂。

2013 年 8 月 30 日三诊：纳增，晕止，舌苔化，脉弦细，续
进中药以健脾升清。

处方：党参 15g，炒白术 15g，茯苓 15g，甘草 6g，姜半夏
12g，天麻 10g，升麻 6g，石菖蒲 15g，桑叶 10g。

2013 年 9 月 6 日四诊：诸症悉减，予六君子汤调理而愈。

按语：头晕目眩的中医辨证包括痰浊、肝阳上亢、血瘀、
肾亏、气虚等，本案患者为痰浊所致，方以半夏白术天麻汤加味，
疗效显著。

案 20　眩晕（原发性高血压）

蒋某，女性，45 岁，居民。

初诊：2012 年 2 月 8 日。

主诉：眩晕 10 年。

症状体征：面红目赤，体形微胖，声粗，苔黄，脉弦数。
血压 186/112mmHg。

家族史：其父有高血压病史，死于脑卒中（脑出血）。兄
妹皆有高血压病史。

中医辨证：肝阳上亢。

治法：滋水，涵木，潜阳。

处方：天麻 10g，钩藤 10g，石决明 15g，黄芩 10g，制首乌 30g，罗布麻叶 30g，杜仲 10g，蒸萸肉 10g，桑寄生 10g，茯神 10g，水牛角 30g。

2012 年 2 月 15 日二诊：面色正常，苔渐化，脉弦滑。血压 178/110mmHg。续进原方 7 剂。

2012 年 2 月 22 日三诊：眩晕改善，目睛清明。血压 166/104mmHg。

处方：天麻 10g，钩藤 15g，珍珠母 30g，制首乌 15g，罗布麻叶 30g，杜仲 15g，稀莶草 10g，女贞子 30g，桑椹 15g，决明子 15g。

2012 年 2 月 29 日四诊：舌苔白腻，脉弦细。血压 156/98mmHg。续进原方 7 剂。

2012 年 3 月 7 日五诊：舌苔白腻，脉弦细。血压 148/90mmHg。

处方：天麻 10g，钩藤 10g，桑叶 10g，杭白菊 10g，制首乌 15g，怀牛膝 15g，杜仲 15g，旱莲草 15g，茯神 10g，夜交藤 15g。

此后，予六味地黄汤加味调理半年而愈。

按语：此案患者为肝阳上亢眩晕，以天麻钩藤汤平肝潜阳，以六味地黄汤滋肾抑阳。

案 21　眩晕（脑震荡后遗症）

王某，男，46 岁，居民。

初诊：2010 年 6 月 16 日。

主诉：眩晕 1 年。

现病史：患者 1 年前骑自行车被汽车撞伤，跌倒后，短时昏迷，记忆丧失，伴随眩晕。刻下症见：头昏目眩，不寐多梦，心悸，心慌，偶有左侧头痛，肢体不仁，舌苔白腻，脉弦细。

中医辨证：气血瘀阻，清阳不升。

治法：活血化瘀，升清降浊。

处方：当归 15g，生地黄 15g，桃仁 10g，红花 10g，炒枣仁 12g，天麻 10g，益智仁 10g，灯心草 3g，柴胡 10g，川芎 10g，珍珠母 30g，升麻 6g，赤芍 15g。

2010 年 6 月 23 日二诊：眠渐宁，头眩晕，舌苔白腻，脉弦细。原方 7 剂。

2010 年 6 月 30 日三诊：头痛已止，眩晕依旧，舌苔白腻，脉弦细。

处方：川芎 15g，杭白菊 10g，蒸萸肉 10g，山药 15g，党参 15g，茯神 10g，当归 15g，熟地黄 30g，天麻 10g，珍珠母 30g，升麻 6g。

2010 年 7 月 7 日四诊：头晕改善，不寐渐宁，舌苔白腻，脉弦细。原方 7 剂。

2010 年 7 月 17 日五诊：原方 7 剂。

2010 年 7 月 21 日六诊：神清气爽，眩晕已瘥，苔白，脉弦，以归芍异功汤善后。

按语：此案为血瘀清阳所致的眩晕，以血府逐瘀汤加减化裁活血化瘀。

案 22 中风（脑梗死）

陈某，男，65 岁，退休工人。

初诊：2016 年 8 月 7 日。

主诉：面瘫 3 天。

症状体征：头晕乏力，步态欠稳，口唇歪向左侧，苔白腻，舌青，脉弦。

病史：无饮酒、抽烟史，有高血压史。

检查：头颅 CT 提示脑梗死。

中医辨证：肝风内动。

治法：活血通络。

处方：白附子 6g（先煎），当归 12g，赤芍 30g，川芎 15g，地龙 6g，黄芪 30g，桃仁 10g，红花 6g，石菖蒲 12g，怀牛膝 12g，蜈蚣 2 条。

2016 年 8 月 14 日二诊：舌苔白腻，脉弦细。原方 7 剂。

2016 年 8 月 21 日三诊：头晕减轻，言语渐清，舌苔白腻，脉弦细。原方加僵蚕 6g。

2016 年 8 月 28 日四诊：消瘦乏力，面瘫改善，舌苔白腻，脉弦细。

处方：白附子 10g（先煎），当归 15g，赤芍 30g，川芎 15g，地龙 6g，黄芪 30g，桃仁 10g，红花 6g，怀牛膝 15g，蜈蚣 1 条。

2016 年 9 月 4 日五诊：言语渐清，步态稍稳，面瘫好转，苔薄，脉弦。

处方：黄芪 30g，当归 15g，赤芍 30g，桃仁 10g，红花 6g，蜈蚣 1 条，怀牛膝 15g，杜仲 15g，白蒺藜 10g。

2016 年 9 月 11 日六诊：自觉症状明显改善，舌苔白腻，脉弦细。续进原方 14 剂。

2016 年 9 月 18 日七诊：病情好转，精神复原，苔化，脉和。原方加减。

三个月后患者痊愈。

按语：中风分为中经、中络、中脏、中腑、中风后遗症，应当严格区分，灵活化裁，加用虫类药见效更快。

第二章

心系病证

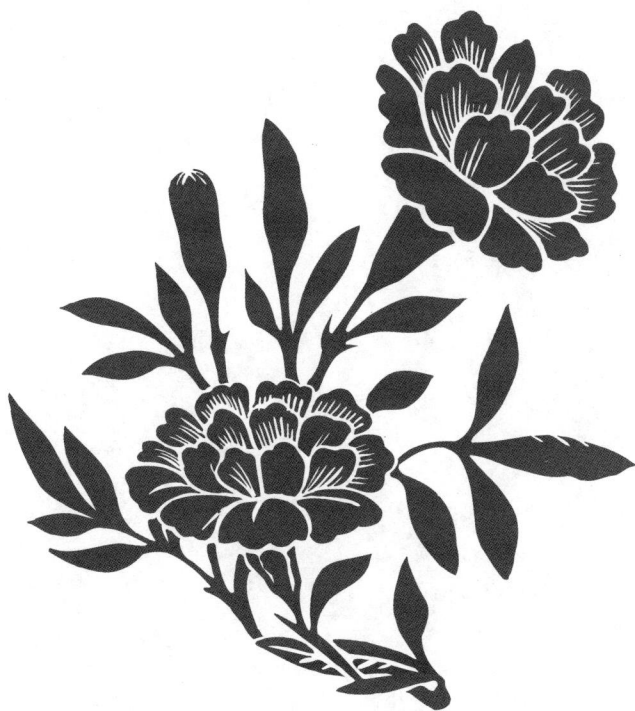

《素问·至真要大论》曰："诸痛痒疮，皆属于心。"

心主一身之血脉，乃君主之官，又与神志相关。因此，心悸、心慌、惊恐、不寐、昏迷、梦魇均属之。养血宁心，镇心安神是常用之法，常用介石类中药如龙骨、牡蛎、紫石英、磁石、琥珀、赭石，其他常用中药，如炙甘草、天冬、麦冬、玉竹、莲子、枸杞子、茯神、丹参等。

案 1　心悸（心肌炎）

石某，女，58 岁，居民。

初诊：2018 年 3 月 17 日。

主诉：心悸、胸闷数年。

症状体征：患者体胖，体重 99kg，四肢沉重，胸闷气促，夜寐易醒，舌红，唇淡紫，苔白腻，脉结代，心率 96 次 / 分。

西医诊断：心肌炎。

中医辨证：心气不足，痰浊郁遏。

治法：益气通络，化痰安神。

处方：炙甘草 15g，党参 15g，干姜 6g，桂枝 10g，麦冬 10g，远志 6g，银杏 10g，生地黄 30g，火麻仁 30g，苦参 6g，红花 6g，大枣 5g。

2018 年 3 月 24 日二诊：疲乏改善，苔白腻，脉结代。原方加黄芪 30g。

2018 年 4 月 7 日三诊：期前收缩减少，精神好转，苔白腻，脉结代。原方加红景天 15g。

2018 年 4 月 21 日四诊：口唇转红，夜寐渐安，苔白腻，心率 86 次 / 分，脉结代。

处方：炙甘草 15g，党参 15g，干姜 6g，绞股蓝 30g，麦冬 10g，银杏 10，生地黄 15g，火麻仁 30g，苦参 6g，红花 6g，黄芪 30g，枸杞子 10g，大枣 5g。

2018 年 5 月 5 日五诊：诸症有所好转。续进原方 14 剂。

2018 年 5 月 19 日六诊：心律整齐，每 5 分钟偶发 2～3 个期前收缩，能坚持上班，体重减轻至 96kg，苔白腻，脉细。

处方：炙甘草 15g，丹参 15g，干姜 6g，党参 15g，桂枝 6g，麦冬 10g，生地黄 15g，火麻仁 30g，枸杞子 10g，苦参 6g，黄芪 30g，绞股蓝 30g。

2019 年 6 月 2 日七诊：期前收缩控制，唇色转红。原方加减续进 14 剂。

前后历半年调治，心率 78 次 / 分，律齐，体重减至 88kg。

按语：心肌炎属于中医心悸范畴，患者常感咽喉如梗，胸闷气促，乏力神疲，脉结代。此案属心气不足，痰浊郁遏，脂肪积聚，以调理心气为先，方以炙甘草汤加味。尤其苦参一味，味苦不易服，但作为改善期前收缩的专药，疗效满意。

案 2　心悸（风湿性心脏病）

陈某，女性，41 岁，工人。

主诉：胸闷、心悸 10 年。

症状体征：夜不安寐，下肢浮肿，咳嗽，唇紫，面颊红，舌尖红、苔白腻，脉结代。

病史：有风湿性关节炎病史。

检查：心电图提示二尖瓣狭窄，心率96次/分。

中医辨证：心阴亏虚，心气不足。

治法：养心安神，益气育阴。

处方：生地黄30g，黄芪30g，麦冬10g，玉竹15g，浙贝母12g，党参12g，茯苓12g，酸枣仁15g，秦艽10g，当归12g，赤芍15g，龙骨10g。

二诊：面赤，心悸，眠安，动辄气喘，唇紫，舌红，苔白腻，脉结代，心率90次/分。

处方：黄芪30g，麦冬10g，玉竹15g，浙贝母12g，党参12g，茯神12g，炒枣仁15g，秦艽10g，当归12g，生地黄30g，龙骨10g，炙甘草10g。

三诊：心悸渐宁，下肢肿退，气喘改善，苔白腻，脉结代，心率86次/分。

处方：黄芪30g，党参12g，银杏10g，麦冬10g，茯神12g，羌活10g，秦艽10g，当归10g，龙骨10g，酸枣仁10g，炙甘草10g，浙贝母12g。

四诊：肿退，眠安，咳平，唇渐红润，面颊正常，苔白腻，脉渐和缓。

处方：党参15g，麦冬10g，黄芪30g，银杏10g，茯苓10g，当归10g，龙骨10g，夜交藤30g，炙甘草10g，石斛10g。

患者自觉症状明显好转，以生脉散加味善后。

按语：风湿性心脏病属心痹范畴，常见瓣膜关闭不全，此案系心气不足、气阴两虚证，治宜滋养心神、益气育阴。

案 3 心悸（风湿性心脏病，肺栓塞）

高某，女性，37 岁，工人。

现病史：患者 1984 年 7 月 19 日曾因"间歇心悸、气急、浮肿 14 年，伴发热 3 天"入院。患者曾于 1981 年因持续低热数月后，出现关节红肿热痛，继而出现心悸、气急、下肢浮肿，诊断为"风湿热，风湿性心脏病"。近 8 天来，因劳累诱发，自觉胸闷，尿少，畏寒，发热，咽痛，微咳，下肢浮肿，门诊拟"风心病，二尖瓣狭窄，心功能不全心衰Ⅱ度"收入院。患者入院第五天夜间出院，感左侧胸痛，呼吸急促，咳嗽加重，咳出暗红色痰，量逐渐增多，端坐于轮椅上，呈前倾强迫位，见大汗淋漓。经呼吸科会诊后诊断为"肺栓塞"，西医抗感染治疗 3 天无效，遂请中医会诊。

初诊：患者两目呆滞无神，面青唇绀，闻其呼吸喘促不畅。家属代诉胸闷、多汗、不食、心悸、气促，苔白腻，脉虚细而促。

中医辨证：心气不畅，心阳不振。

治法：大补元气，开胸理气。

处方：别直参 6g，麦冬 10g，北五味 10g，藿香 10g，桔梗 10g，炙甘草 10g。

二诊：眼神渐清，咳嗽稍平，排痰渐畅，咳粉红色痰，汗减，尿增，且能取半卧位稍睡片刻，苔薄白，略花剥，脉虚细而促，脉搏 112 次 / 分，续进中药以益气扶正，稍佐清暑。

处方：别直参 6g，麦冬 10g，北五味 10g，藿香 10g，青蒿 10g，桂枝 10g，炙甘草 10g。

三诊：气促渐平，痰稍夹血，诉周身疼痛，能平卧入睡，舌淡紫胖，苔黄腻，脉细数，脉搏 112 次 / 分，续进中药以豁痰化瘀、理气宽胸。

处方：北沙参 30g，麦冬 15g，白茅根 30g，生藕节 30g，瓜蒌仁 15g，丹参 30g，炙苏子 24g，桔梗 6g，浙贝母 12g，清甘草 6g。

后以八珍汤、参附汤配合治疗，精心调理，20 余年疾病未发。

按语: 风湿性心脏病属于中医学"心痹""惊悸""怔忡""水肿"等范畴。患者病情垂危，痰浊瘀阻，心阳不振，阴霾弥漫胸廓，心阳欲脱，肺气将绝，阴阳势将离决。笔者从痰瘀同源的观点出发，熔生脉散与桔梗甘草汤于一炉，证药相符，切中病机，疗效满意。

案 4 心悸（心动过速）

张某，女性，45 岁，工人。

主诉：心悸数年。

症状体征：不寐，面暗，舌紫，脉细数，心率 130 次 / 分。

中医辨证：心阳不足，心神不宁。

治法：温阳化瘀，镇心安神。

处方：丹参 30g，附子 6g，麦冬 10g，炙甘草 10g，当归 10g，桂枝 10g，磁石 30g，玉竹 30g，金箔 2 张。

二诊：心率 90 次 / 分，律齐，患者自觉精神好转，眠安，舌红，苔白腻。

处方：丹参 30g，麦冬 15g，炙甘草 10g，当归 10g，桂枝 6g，白参 6g，玉竹 30g，枸杞子 10g，黄精 30g，龙骨 10g，金箔 2 张。

依次调理 1 个月而愈。

按语：金箔能镇心安神。五代时期李珣的《海药本草》中言："主癫痫风热，上气咳嗽，伤寒肺损吐血，骨蒸劳极作渴，主利五脏邪气，补心，并入薄于丸、散服。"金箔镇心定志作用如神，金箔二张可反复入药使用。

案 5 不寐（失眠）

单某，女性，63 岁，居民。

初诊：1978 年 9 月 25 日。

主诉：不寐数年。

症状体征：头晕，记忆力下降，腰酸，不寐，口干，舌边红，苔腻，脉弦细。血压 170/110mmHg。

中医辨证：阴虚阳亢，水不涵木。

治法：滋补肝肾，宁心安神。

处方：制首乌 30g，豨莶草 15g，金银花 10g，怀牛膝 10g，杜仲 10g，菟丝子 10g，女贞子 30g，黑芝麻 30g，桑椹 15g，旱莲草 30g，灯心草。

1978 年 10 月 14 日二诊：血压 120/80mmHg，夜寐渐宁，舌红脉弦。

处方：黄连 6g，阿胶 10g，鸡子黄一只，桑叶 10g，黄芩 10g，炒白芍 12g，杜仲 10g，玉竹 15g，夜交藤 15g，生地黄 30g。

1978 年 10 月 18 日三诊：血压 116/78mmHg，眠安，以六味地黄汤加减善后。

按语：阴虚阳亢，水不涵木，夜寐不宁，头晕目眩，以延寿丹加减治疗高血压，使睡眠安宁。《伤寒论》曰："少阴病，得之二三日以上，心中烦，不得卧，黄连阿胶汤主之。"黄连、黄芩能清火，除烦热，阿胶、芍药、鸡子黄能滋肾阴、养营血，安心神，心肾得交，水火既济，则心烦不得寐自愈。

肾阴虚损，水不涵木，血压偏亢，常用延寿丹。延寿丹的组成为：制首乌、豨莶草、金银花、桑叶、牛膝、杜仲、菟丝子、女贞子、黑芝麻、桑椹子、旱莲草。

案 6 不寐（失眠）

王某，男，41 岁，工人。

初诊：2018 年 4 月 14 日。

主诉：不寐 2 周。

症状体征：不易入睡，烦躁，口苦，易怒，多梦，舌红苔白，脉弦数（近期情绪波动为诱因）。

中医辨证：肝火上炎。

治法：清肝泻火。

处方：龙胆草 6g，山栀 6g，黄芩 10g，柴胡 10g，酸枣仁 15g，生地黄 30g，车前子 30g，泽泻 10g，当归 10g，百合 15g。

2018 年 4 月 25 日二诊：稍能入睡，心烦改善，不觉药苦，苔白，脉弦数。续进原方 14 剂。

2018 年 5 月 9 日三诊：能自然入睡，梦亦减少，苔薄，脉弦细。

处方：天冬 10g，麦冬 10g，柏子仁 10g，酸枣仁 12g，生地黄 15g，当归 10g，丹参 30g，玄参 10g，党参 10g，远志 6g，茯神 10g。

按语：本案患者烦躁，思绪万千，夜不入睡，肝火升腾太过，亟宜清肝泻火，以龙胆泻肝汤苦寒直折，郁火清，眠安宁，以天王补心汤调治而愈。

案 7　心痹（冠心病）

吕某，男性，82 岁，居民。

初诊：2018 年 3 月 15 日。

主诉：胸闷、心悸 1 周。

症状体征：心痛如绞，胸闷，气憋，乏力，咳喘，步履不稳，纳逊，大便不畅，舌下青紫，唇紫，舌苔厚腻，脉细滑。

患者已装心脏起搏器。

中医辨证：阳虚寒凝，脉络痹阻。

治法：温阳通脉。

处方：附子 10g，肉桂 3g，丹参 30g，川贝母 3g，桃仁 10g，葛根 15g，熟地黄 30g，枳壳 10g，薤白头 10g，瓜蒌仁 10g，制大黄 10g，白豆蔻 3g。

2018 年 3 月 22 日二诊：胸闷、咳喘渐平，续进原方 14 剂。

2018 年 4 月 5 日三诊：气渐畅，纳亦进，大便解，唇转红，苔白腻，脉细滑，续进中药以温阳益气通络。

处方：附子 6g，桂枝 6g，黄芪 30g，川贝母 3g，丹参 30g，葛根 15g，全蝎 3g，当归 12g，制大黄 6g，瓜蒌皮 10g，蛤蚧 1 对。

2018 年 4 月 12 日四诊：痰湿仍多，苔渐化，脉滑数。原方加杏仁 10g。

2018 年 4 月 26 日五诊：寝食均安，舌脉正常，原方调治半年而安康。

按语：明·虞抟的《医学正传》言："有真心痛者，大寒触犯心君，又曰污血冲心。"《医门法律·卷二》强调："若夫寒逆心包，则为真心痛。"诸多医家有谈及因于气、血、痰、水之论述。"心痹者，脉不通"，本案患者年迈体衰，阳虚寒凝，脉络痹阻，故以温通为治，配用蛤蚧。《本草纲目》言其"补肺气，益精血，定喘止嗽，疗肺痈消渴，助阳道"。温通心脉，宽胸涤痰，心肺同治，则上焦和谐。

案8 梦魇（睡眠瘫痪症）

李某，女性，38岁，居民。

初诊：1972年10月15日。

主诉：梦魇1年。

现病史：患者近1年出现梦魇，觉梦中被压，叫不出口，翻不了身，导致白天精神疲怠。患者既往身体健康，劳动力强，自从梦魇后精神萎靡。

舌脉：舌苔白腻，脉沉细。

中医辨证：虚阳浮越，阴津不固。

治法：滋阴潜阳。

处方：桂枝6g，白术15g，龙骨15g，牡蛎15g，干姜3g，炙甘草10g，大枣5枚，百合15g，炒枣仁15g，玉竹15g。

1972年10月29日二诊：药后无效，带下清稀，苔白腻，脉沉细。原方加锁阳15g，椿白皮30g。

1972年11月12日三诊：虽与丈夫同床，但仍频繁发生梦魇，叫不出声，心中极度恐慌，面黄，消瘦，神萎，苔白腻，舌隐红，脉沉细。

处方：桂枝6g，白芍15g，龙骨30g，牡蛎30g，锁阳15g，炒枣仁15g，百合30g，淮小麦30g，菟丝子15g，白毛藤30g。

1972年11月26日四诊：性格日渐孤僻，苦不堪言，苔白，脉细，转市精神病院治疗后有所减轻，但仍有梦魇。

患者坚持用桂枝龙骨牡蛎汤加味治疗半年余后逐渐走出困境，精神恢复。

按语：《金匮要略·血痹虚劳病脉证并治》曰："夫失精家，少腹弦急，阴头寒，目眩，发落，脉极虚芤迟，为清谷、亡血、失精，脉得诸芤动微紧，男子失精，女子梦交，桂枝龙骨牡蛎汤主之。"人处于半梦半醒状态，有各种奇怪声音或动作发生，用力也好大喊也罢，就好像被人捂住嘴、压住身体，无法挣脱，直至全醒，满头大汗，全身疲软无力，俗称"鬼压床"。西医学称睡眠瘫痪症，与遗传因素、人格特征、异常信念、智力水平、精神症状等相关。

案9　昏迷（败血症，中毒性脑病）

胡某，女性，27岁，居民。

现病史：患者于1982年7月3日因胆道复发性结石伴感染收住入院，5日行胆管切开取石术。术后第七天，患者精神萎靡，食欲极差，畏寒，两颧潮红，伤口感染，臀部褥疮如杯口大。查血常规提示白细胞 14×10^9/L。胆汁培养发现金黄色葡萄球菌生长，并找到霉菌。西医予以抗生素、补液、输血等治疗。7月16日患者出现神志呆滞，失语，颈项强直，四肢抽搐，右小腿肌衄，左小腿出血点稀疏可见。7月17日患者角膜、腹壁反射消失，双眼球向左侧斜视，大便酱红色、量多，持续二日，病情危急，经内、外科会诊诊断为"败血症""中毒性脑病"。

症状体征：发热，体温38℃，面色红赤，多汗，牙关紧闭，循衣摸床，多涎，舌红，苔少，脉细数。

中医辨证：肝胆热毒，渐入营血。

治法：清营泄热，凉血通便。

处方：羚羊角 3g，生地黄 15g，牡丹皮 15g，石菖蒲 15g，土茯苓 30g，生大黄 10g（后下），天竺黄 12g，甘草 6g，竹沥 2 支，至宝丹二粒。分上下午化服（鼻饲治疗），3 剂。

1982 年 7 月 21 日二诊：患者药后能进食，能简单言语，汗减，郑声，瘕疭，脉细数。原方 2 剂，仍鼻饲治疗。

1982 年 7 月 23 日三诊：肌衄渐隐，大便已解，舌强，脉细数，续进中药以清营泄热。

处方：生地黄 30g，金银花 30g，生石膏 30g（先煎），夜交藤 30g，鸭跖草 30g，牡丹皮 15g，石菖蒲 15g，广地龙 15g，生大黄 10g，桑叶 10g，甘草 10g，竹叶 12g，至宝丹二粒（鼻饲）。

1982 年 7 月 30 日四诊：患者大声叫喊，呓语不休，伤口裂开，咳嗽多痰，舌红，脉数。续进中药以气营两清，予原方 3 剂。

两天后，患者哭叫不安，昏睡，发热，体温 39℃，血压 74/52mmHg。

1982 年 8 月 3 日五诊：敬邀张沛虬老师会诊，以清热解毒与醒脑并用。

处方：生石膏 60g（先煎），重楼 30g，金银花 30g，败酱草 30g，连翘 30g，晒白参 10g（另炖冲），知母 10g，石菖蒲 10g，竹叶 10g，炙全蝎 6g，生大黄 12g，枳壳 12g，羚羊角 3g（另煎代茶饮，平服）。

后上方出入续进 12 天。

1982 年 8 月 17 日：热退痉止，神清，能伸舌，伤口渐见愈合，但大小便仍失禁，压疮扩大，舌红，苔黄，脉数。续进中药以清营托里。

处方：石菖蒲 20g，枳壳 20g，牡蛎 20g（先煎），忍冬藤 20g，生地黄 20g，钩藤 20g，生白芍 20g，知母 10g，牡丹皮 10g，甘草 6g，生黄芪 30g。

7 天后，患者压疮渐缩小，精神状态好转，8 月 28 日带中药 20 剂出院；1982 年 7 月 17 日至 8 月 3 日患者丧失记忆，嗣后断续调理，身体健康，能从事劳动，至今健在。

按语：此案系肝胆湿热化火生毒，外窜经络，内攻脏腑，邪陷心包，燔灼营血，非大剂清营凉血、涤痰开窍之品，不足以当此重任。患者家属并无恒久抢救之心，早已放弃治疗，经多次劝说家属乃持之以恒，互相配合获取全胜。至宝丹乃中医急救三宝之一，用于深昏迷时，采用水烊化后鼻饲。叶天士在《温热论》中言："平素心虚有痰，外热一陷，里络就闭，非菖蒲、郁金等所能开，须用牛黄丸、至宝丹之类以开其闭，恐其昏厥为痉也。"

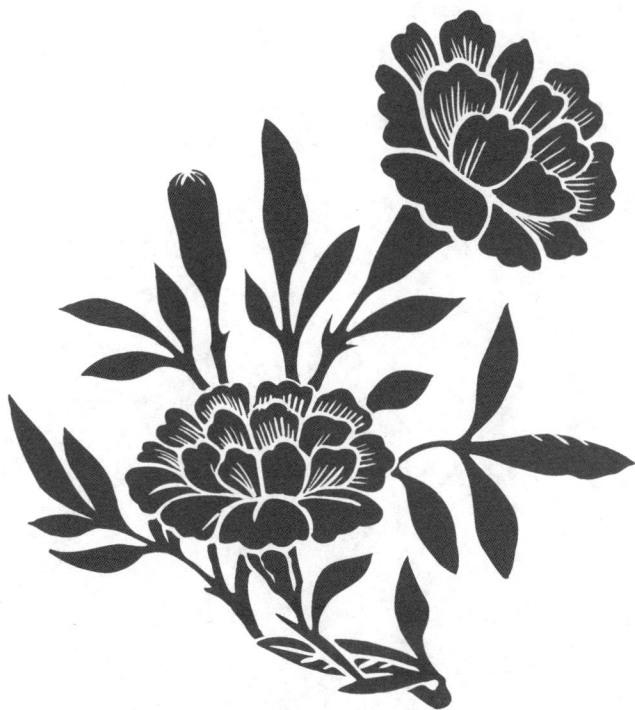

《素问·至真要大论》曰："诸湿肿满，皆属于脾。"脾居中焦，负责运化水谷精气，升清降浊，乃后天之本；若脾运化失职则滋生湿、痰、饮、肿。临床上，脾胃病证包括胃痛、呕吐、反胃、噎膈、嗳气、泄泻、呃逆、脘痛等，与肝胆关系密切，常见肝木乘脾、肝胃不和，治疗重点为"当先实脾"。

案 1　胃脘痛（浅表性胃炎）

胡某，男性，45 岁，工人。

初诊：2007 年 6 月 11 日。

主诉：胃痛多年，近期加重。

症状体征：腹满，胀痛，食少，嗳气，反酸，苔白腻，脉弦细。

西医诊断：慢性浅表性胃炎。

中医辨证：肝胃不和。

治法：疏肝和胃。

处方：柴胡 10g，姜半夏 10g，姜川连 6g，海螵蛸 30g，吴茱萸 6g，浙贝母 10g，茯苓 10g，桂枝 6g，党参 10g，蒲公英 30g，佛手 6g。

2007 年 6 月 18 日二诊：胀消痛止，苔白腻，脉弦细。原方加白及 6g。

2007 年 7 月 2 日三诊：胃脘舒适，食增，脉和缓。原方加谷、麦芽各 30g。

按语：胃脘痛多由忧思郁怒，肝木横逆犯胃，或饮食积滞，损伤脾胃所致。《顾氏医镜·胃脘痛》云："仲景云，阳明中土，万物所归，故世人之患胃痛腹痛者甚多。"此案采用张沛虬老师的经验方胃病合剂治疗慢性浅表性胃炎，效果尤佳。胃病合剂以海贝散和六一丸为基础合小柴胡汤加减而成。

案2 胃脘痛（萎缩性胃炎，胆囊炎）

张某，女性，66岁，退休工人。

初诊：1992年6月26日。

主诉：胃脘胀痛2周。

症状体征：肝胆不舒，厌油，厌食，乏力，口干，舌燥，大便不调，舌边红，苔白腻，脉细数。

西医诊断：萎缩性胃炎。

中医辨证：胆气犯胃，胃阴不足。

治法：清胆养胃。

处方：柴胡10g，枳实10g，郁金10g，香附10g，蒲公英30g，麦冬10g，广木香10g，白及10g，黄毛耳草30g，当归10g，党参10g，石斛10g。

胆胃合剂（165mL）×3瓶，每次30mL，3次/日。

1992年7月10日二诊：口润，便畅，脉弦。原方加胆胃合剂5瓶。

治疗3个月后病情得到控制，胃镜检查提示为浅表性胃炎。

按语：胆气乘胃，气机失调，化燥伤津，胆经不畅，清胆养胃之外，配以胆胃合剂。笔者撰写的文章《胆胃合剂的90例疗效观察》发表于《实用中西医结合杂志》1995年5期307页。

胆胃合剂方：柴胡 10g，党参 10g，炒白芍 15g，甘草 6g，姜川连 6g，延胡索 10g，莱菔子 10g，蒲公英 30g。上方配制成每瓶 165mL 的口服液，每次 30mL，一日三次，口服。

案 3　痰饮（肥大性胃炎）

胡某，男性，29 岁，工人。

初诊：2010 年 3 月 17 日。

主诉：饮水即吐 2 年。

症状体征：胸脘胀闷，不思饮食，肠鸣有声，头晕心悸，苔白腻，脉沉滑。

西医诊断：肥大性胃炎。

中医辨证：痰浊中阻，胃失和降。

治法：和胃化浊。

处方：茯苓 30g，桂枝 10g，白术 15g，甘草 10g，甘遂末 3g，姜半夏 15g，枳壳 10g，陈皮 6g，姜竹茹 6g，广木香 6g。

2010 年 3 月 24 日二诊：药后吐止，能进食，苔白，脉和。续进原方 5 剂善后。

按语：饮停心下，误治者不乏其人，饮水即吐，苦不堪言。《金匮要略·痰饮咳嗽病脉证并治》曰："病痰饮者，当以温药和之。"本案患者以苓桂术甘汤主之，又以甘遂半夏汤开达郁闭，甘遂攻逐水饮，半夏散结除痰，甘草、甘遂相反而同用，取其相反相成，激发留饮得以尽去。

案 4　反胃（幽门梗阻）

钱某，男性，35 岁，工人。

初诊：1978 年 11 月 9 日。

主诉：反胃 1 年余。

症状体征：消瘦，乏力，面黄黑，纳呆，朝食暮吐，暮食朝吐，苔白腻，脉滑。

西医诊断：幽门梗阻。

中医辨证：胃失和降。

治法：和胃降逆。

处方：生半夏 10g，甘遂 6g，丹参 30g，浙贝母 15g，甘草 6g，白芍 15g，茯苓 10g，旋覆花 10g，生姜 3 片，陈皮 10g。

1978 年 11 月 12 日二诊：药后吐减，苔白，脉滑。原方续进 5 剂。

1978 年 11 月 17 日三诊：诸症有所好转。原方续进 7 剂。

1978 年 11 月 25 日四诊：病已大愈，胃纳增，不呕不哕不吐，能顺畅进食，苔白，脉滑。

处方：苍术 10g，陈皮 6g，甘草 6g，茯苓 10g，猪苓 10g，泽泻 10g，党参 10g，姜半夏 12g，薏苡仁 30g。

调理月余而愈。

按语：朝食暮吐，暮食朝吐，谓之"胃反"，以甘遂半夏汤治疗辄愈。《神农本草经》中对于甘遂的描述，曰："大腹疝瘕，腹满，面目浮肿，留饮宿食，破癥坚积聚，利水谷道。"

《本草经疏》曰："洁古谓其味苦性寒。苦性泄，寒胜热，直达水气所结之处，乃泄水之圣药。水结胸非此不能除，故仲景大陷胸汤用之。但有毒不可轻用，其性之恶可概见。"用生半夏，功在力专，配以生姜则安。

案5 反胃（幽门梗阻）

柴某，女性，28 岁。

初诊：1981 年 10 月 31 日。

主诉：反胃 1 年余，近日加剧。

症状体征：泛吐酸水，每食后半天后呕吐，上腹胀满，心下悸，尿少，苔薄白，脉浮数。

中医辨证：痰浊阻胃。

治法：和胃降逆，涤痰化浊。

处方：生半夏 6g，甘遂 3g，生姜 3 片，茯苓 15g，枳壳 15g，蒲公英 15g，大枣 5 枚，党参 10g。

1981 年 11 月 3 日二诊：吐逆止，胃舒，苔白，脉滑。

处方：广木香 6g，青皮 6g，山楂 10g，香附 6g，薏苡仁 30g，小茴香 6g，姜半夏 10g，党参 10g。

1981 年 11 月 6 日三诊：微呃不吐，苔白，脉滑。

处方：甘遂 3g，姜半夏 10g，枳壳 6g，茯苓 10g，赤茯苓 15g，党参 10g，薏苡仁 30g，大枣 5 枚。

1981 年 11 月 10 日四诊：异功散加味善后。

按语：本案患者虽为食后半天后吐，但仍属反胃范畴，以甘遂半夏汤主之。

案6 噎膈（霉菌性食管炎）

夏某，男性，61 岁，居民。

初诊：2019 年 6 月 9 日。

主诉：吞咽困难 2 年。

症状体征：口干，哽噎不畅，消瘦，乏力，大便干涩，苔白腻，脉弦细。

检查：内镜检查提示食管主段有较多白色泡沫，扩张度好，齿状腺黏膜，无充血，无破损。

中医辨证：痰气交阻。

治法：开郁润燥。

处方：生地黄 15g，当归 10g，艾叶 6g，茯苓 15g，石斛 10g，瓜蒌仁 10g，麦冬 12g，姜半夏 15g，浙贝母 12g。

2019 年 6 月 16 日二诊：口润，纳增，便通，腰酸，乏力，苔白腻，脉细。原方加杜仲 10g，白及 6g。

2019 年 6 月 23 日三诊：吞咽渐畅，精神渐好，苔薄腻，脉细。原方加黄芪 15g，玉蝴蝶 6g。

2019 年 6 月 30 日四诊：苔净，脉和。

处方：党参 10g，白术 10g，茯苓 10g，当归 10g，姜半夏 10g，石斛 10g，麦冬 10g，枸杞子 10g，艾叶 6g，蒲公英 30g，杜仲 10g，炙甘草 10g。

2019 年 7 月 7 日五诊：自觉症状改善，苔白净，脉和缓。

原方加麦冬 10g。

2019 年 7 月 14 日六诊：偶发嗳气不适，苔白，脉和。原方加旋覆花 10g，姜竹茹 10g。

2019 年 7 月 21 日七诊：胃气渐泽，食欲大进，夜寐不安，苔白，脉细。原方去石斛，加夜交藤 30g。

2019 年 7 月 28 日八诊：寐安，原方续进 7 剂。

2019 年 8 月 4 日九诊：精神健壮，吞咽正常。予十全大补汤加艾叶 6g。

2019 年 8 月 18 日，复查内镜提示食管色泽正常，黏膜光整，扩张度较好，齿状线处黏膜无充血、破损。

按语：朱丹溪的《脉因证治》言："血液俱耗，胃脘亦槁。在上近咽之下，水饮可行，食物难入，间或可食，入亦不多，名之曰噎。"霉菌致病缠绵，艾叶擅长抗霉菌，屡试不爽。

案 7　嗳气（萎缩性胃炎）

沈某，女性，72 岁，农民。

初诊：2020 年 5 月 5 日。

主诉：嗳气持续 3 周。

症状体征：口臭，便秘，纳逊，嗳气持续，口干，少寐，苔黄腻，脉滑。

西医诊断：萎缩性胃炎。

中医辨证：阴虚痰郁。

治法：育阴化痰，和胃止嗳。

处方：生地黄 30g，当归 10g，麦冬 10g，北沙参 10g，浙贝母 12g，酸枣仁 12g，番泻叶 10g，白豆蔻 3g，瓜蒌仁 10g，乳香 6g。

2020 年 5 月 12 日二诊：嗳气改善，胃脘嘈杂，便畅，苔白腻，脉滑数。

处方：广木香 10g，砂仁 3g，姜半夏 10g，茯苓 10g，党参 10g，代代花 6g，枳壳 10g，制大黄 10g，沉香曲 6g，乳香 6g，蒲公英 15g，白术 15g。

2020 年 5 月 19 日三诊：嗳气止，苔薄白，脉弦细。原方加乌梅 10g。

按语：元·朱丹溪的《丹溪心法·吞酸（附嗳气）》曰："嗳气，胃中有火有痰。"胃阴不足，阴虚火旺，胃失和降所致的嗳气、口臭、便秘、嗳声重浊，用一贯煎能使肝胃和畅，胃阴得养，胃气得降，嗳气自止。

案 8　泄泻（慢性非特异性溃疡性结肠炎）

钱某，男性，46 岁，职工。

初诊：2011 年 8 月 10 日。

主诉：慢性泄泻数年。

症状体征：泄泻日行 3 ~ 4 次，无饮食不慎史，纳呆，胀闷，口干，脘痛以脐周为甚，苔白腻，脉细弱。

西医诊断：慢性非特异性溃疡性结肠炎。

中医辨证：湿困脾胃。

治法：燥湿健脾。

处方：藿香 15g，苍术 15g，茯苓 15g，党参 15g，厚朴 10g，黄连 6g，山药 15g，薏苡仁 30g，炒扁豆 30g，芡实 15g，龙骨 15g。

2011 年 8 月 17 日二诊：症同上，苔白，脉细。原方续进 14 剂。

2011 年 9 月 1 日三诊：症同上，苔白，脉细。原方加石莲肉 15g，焦神曲 15g，去黄连、龙骨。

2011 年 9 月 15 日四诊：泄泻渐减为一日 2 次，有黏连状物，苔白，脉细，原方加椿白皮 30g。

以香砂六君子汤调理而愈。

按语：久泄津亏化燥致脾虚，治以益气生津、健脾。《医宗必读·泄泻》曰："治法有九，即淡渗、升提、清凉、疏利、甘缓、酸收、燥脾、温肾、固涩。"

案 9　呃逆（流行性出血热）

商某，男，62 岁，干部。

现病史：1998 年冬，患者因流行性出血热住院，度过少尿期、多尿期后，突发呃逆，2 ~ 3 分钟打一次呃，呃声低沉，吃饭、说话、睡觉时不停顿，体虚，乏力，苔白，脉细。

中医辨证：胃气上逆，正虚邪恋。

治法：扶正降逆，养气和中。

处方：高丽参 3g，旋覆花 10g，代赭石 15g，姜竹茹 10g，石斛 9g，陈皮 10g。

二剂病减，三剂愈。

按语：呃逆，古称"哕"，分虚实两端，其中虚热，《金匮要略·呕吐哕下利病脉证治》曰："哕逆者，橘皮竹茹汤主之。"本案患者历经高热、少尿，元气大损，津海亏耗，肺胃气逆，呃声频作。邪未清，正气匮乏，以人参大补元气，石斛益胃生津，参以旋覆花、代赭石和胃降逆，得以控制。

案 10　呃逆

周某，男性，58 岁，居民。

初诊：2018 年 4 月 9 日。

主诉：呃逆 1 周。

症状体征：呃逆 1 ~ 2 分钟一次，胸肋膈胀闷不舒，夜不能寐，进食困难，苔白腻，脉迟细。

病史：慢性乙型肝炎。

中医辨证：胃寒虚呃。

治法：温胃，健脾，止呃。

处方：公丁香 6g，柿蒂 6g，旋覆花 10g，姜竹茹 10g，枳壳 10g，防风 6g，干姜 6g，党参 12g。

一剂病减，二剂愈。

按语：此类呃逆系胃中虚寒，胃气上逆，肝胃不和，气机壅遏，以丁香柿蒂汤加味调畅肝胃，奏效迅速。

案 11　肠痈（急性阑尾炎）

张某，男性，50 岁，居民。

初诊：1995 年 5 月 8 日。

主诉：上脘痛 1 天。

症状体征：上腹隐痛后转下腹部偏右侧，微恶，纳差，体温 37.8℃，苔白腻，脉滑数。麦氏点压痛（＋）、反跳痛（＋）。

检查：白细胞计数 16×10^9/L，中性粒细胞百分比 90%。

中医辨证：湿热下注肠道。

治法：清热化湿祛瘀。

处方：红藤 30g，薏苡仁 30g，败酱草 15g，附子 6g，柴胡 10g，白毛夏枯草 15g，赤芍 30g，金银花 15g，枳壳 10g，制大黄 10g。

1995 年 5 月 11 日二诊：痛减，呕止，纳增，热退，苔渐净，脉滑数。

处方：红藤 30g，薏苡仁 30g，败酱草 15g，附子 6g，白毛夏枯草 10g，赤芍 30g，金银花 10g，制大黄 10g，牡丹皮 6g。

1995 年 5 月 14 日三诊：腹痛已和，体温正常，苔薄腻，脉浮滑。

检查：白细胞计数 8.5×10^9/L，中性粒细胞百分比 75%。

治法：健脾化湿。

处方：党参 10g，白术 10g，茯苓 10g，薏苡仁 30g，当归 10g，赤芍 15g，附子 6g，败酱草 15g，红藤 30g，牡丹皮 6g，金银花 15g。

患者目前正常工作，至今未复发。

按语：肠痈多由湿热郁阻肠道所致，若在急性期及时给予中药治疗，无慢性后遗症状。本案治疗的关键在于大黄牡丹汤和薏苡附子败酱散的合理化裁。《金匮要略·疮痈肠痈浸淫病脉证并治》曰："肠痈者，少腹肿痞，按之即痛如淋，小便自调，时时发热，自汗出，复恶寒。其脉迟紧者，脓未成，可下之，当有血；脉洪数者，脓已成，不可下也，大黄牡丹汤主之。""肠痈之为病，其身甲错，腹皮急，按之濡，如肿状，腹无积聚，身无热，脉数，此为肠内有痈脓，薏苡附子败酱散主之。"原则是肠中有痈脓者，用薏苡附子败酱散（麦氏点反跳痛明显）；肠中湿热为患（麦氏点压痛明显），用大黄牡丹汤。

案 12　肝胃不和（胃癌）

郭某，男性，76 岁，居民。

初诊：2018 年 6 月 14 日。

主诉：胃癌术后 1 个月。

症状体征：嗳气少食数月，少寐，口干，大便不调，苔白腻，脉滑数。

病史：有高血压病史，血压 180/110mmHg。有糖尿病及结肠息肉病史。

中医辨证：肝胃郁热。

治法：疏肝养胃。

处方：柴胡 10g，赤芍 15g，藤梨根 30g，党参 10g，罗布麻 30g，蛇莓 15g，石斛 10g，鬼箭羽 15g，茯苓 10g，大腹皮10g。

2018 年 6 月 21 日二诊：矢气不畅，苔薄黄，脉滑数。原方加莱菔子 30g，焦谷芽 30g。

2018 年 6 月 28 日三诊：多梦，舌边红，脉滑数。

检查：CRP 0.5mg/L，RBC 3.9×10^{12}/L，Hb 106g/L，AFP0.8ng/mL，GGT 108U/L，CA125 5.6U/mL。原方加酸枣仁 10g。

2018 年 7 月 5 日四诊：苔净，脉滑数。原方加佩兰 10g。

2018 年 7 月 19 日五诊：胃癌术后 2 个月，腰酸，苔净，脉滑。原方加杜仲 10g。

2018 年 8 月 2 日六诊：多梦乏力，苔白腻。

治法：安神，宁心，和胃。

处方：藤梨根 15g，葛根 10g，太子参 10g，茯神 20g，枳壳 10g，夏枯草 10g，丹参 10g，佩兰 10g，当归 10g，北秫米10g。

2018 年 8 月 26 日七诊：空腹血糖 6.1mmol/L，苔白，脉滑数。原方续进 14 剂。

2018 年 9 月 9 日八诊：血压正常，多梦，苔白腻，脉滑数。原方加百合 15g。

2018 年 9 月 23 日九诊：血压 116/58mmHg，口干，腹胀，苔白，脉滑。

处方：蛇莓 15g，白花蛇舌草 30g，蛇六谷 30g，吴茱萸 6g，桂枝 6g，大腹皮 10g，黄芪 30g，炙甘草 15g，丹参 30g，杜仲 10g。

2018 年 10 月 7 日十诊：血压 148/70mmHg，口干。原方加佩兰 10g。

2018 年 10 月 21 日十一诊：血压 120/76mmHg，苔白，脉滑数。

处方：石斛 10g，党参 10g，蛇莓 15g，藤梨根 30g，玉米须 30g，枸杞子 10g，生地黄 30g，麦冬 10g，当归 10g，北沙参 15g。

2018 年 11 月 15 日十二诊：血压 170/82mmHg，纳旺。

处方：天麻 10g，枸杞子 15g，罗布麻 30g，钩藤 15g，蛇莓 15g，藤梨根 30g，党参 10g，鬼箭羽 15g，薏苡仁 30g，吴茱萸 10g。

2018 年 11 月 19 日十三诊：空腹血糖 8.1mmol/L，盗汗，头晕，畏寒。血压 152/82mmHg。

处方：六味地黄汤加天麻 10g，钩藤 15g，鬼箭羽 15g，玉米须 30g，瘪桃干 30g，牡蛎 30g。

2018 年 12 月 3 日十四诊：口干，血压 126/64mmHg，餐后血糖为 11.1mmol/L。

处方：知柏地黄丸加鬼箭羽 15g，玉米须 30g，石斛 10g，黄芪 15g，藤梨根 30g。

2018 年 12 月 17 日十五诊：舌淡，苔白，脉滑。

处方：党参 10g，白术 10g，茯苓 10g，鸡内金 10g，石斛 10g，鬼箭羽 15g，山楂 10g，蒲公英 15g，红豆杉 4g，决明子 15g。

2019 年 5 月 7 日十六诊：胃癌术后 1 年，口干，多涎，苔白腻，脉细。

检查：血压 132/58mmHg。

处方：藤梨根 15g，山慈菇 6g，炒白芍 15g，党参 12g，黄柏 15g，鸡血藤 15g，熟地黄 30g，当归 10g，枸杞子 10g，鬼箭羽 10g，甘草 10g。

2019 年 6 月 11 日十七诊：口干，多涎，麦氏点压痛（＋）。血压 116/60mmHg。

处方：红藤 15g，赤芍 15g，败酱草 30g，皂角刺 10g，薏苡仁 30g，附子 6g。

2019 年 6 月 18 日十八诊：阑尾炎好转，大便正常，苔白，脉滑数，血压 118/69mmHg。

处方：原方加藿香 10g，厚朴 10g，龙骨 10g。

2019 年 7 月 2 日十九诊：盗汗，乏力，苔白，脉滑，血压 125/58mmHg。

处方：黄精 15g，玉竹 15g，赤芍 15g，白花蛇舌草 30g，半枝莲 30g，枸杞子 15g，党参 10g，龙骨 15g，当归 10g，山萸肉 10g，大黄 5g。

该患者前后调理半年。

2020 年 4 月 21 日检查：餐后血糖 10.8mmol/L，血压 132/64mmHg。口干，多涎，舌淡，苔白。

处方：六味地黄汤加鬼箭羽 15g，石斛 10g，益智仁 15g，桑白皮 30g，枸杞子 10g，佩兰 15g，干姜 6g。

按语：肝气郁督，肝阳上亢，横逆犯胃，胃不纳谷，口干口苦，大便不畅，胃不和则卧不安也。患者病程复杂，应从调理肝胃入手，缓解胃癌术后不适。中医治疗超过 1 年，患者达到临床治愈。

肝失疏泄、胃失和降、气血痰毒互结是本病的主要病机，临床当从肝胃不和、气滞血瘀、痰湿凝结、脾胃虚寒、胃热阴虚、气血两虚入手辨证论治。

案 13　便秘（肠神经官能症）

邱某，男性，67 岁，干部。

初诊：2017 年 8 月 6 日。

主诉：便秘 1 周。

症状体征：患者近 1 周未解大便，体态肥胖，多汗，口干，神疲，乏力，短气，纳旺，矢气频频，舌淡，苔薄白腻，脉弦细弱。

病史：有高血压、糖尿病病史。

中医辨证：气虚津少。

治法：补气，健脾，润肠。

处方：生黄芪 30g，火麻仁 30g，升麻 6g，桔梗 6g，淡苁蓉 10g，制首乌 20g，枳壳 10g，蜂蜜 30g（冲）。

指导患者以舌抵上腭，频频吞津入胃。

2017 年 8 月 20 日二诊：便通气畅，汗减，口润，苔白，脉弦细。续进中药以益气健脾润肠。

2017年9月3日三诊：腑气已畅，大便干湿正常、成形、日行1次，食欲正常，苔白，脉弦细。

处方：生黄芪30g，玉竹15g，枳壳10g，苁蓉10g，制首乌20g，火麻仁30g，党参10g，蜂蜜30g（冲）。

续服2个月调治而愈。

按语：《兰室秘藏·大便结燥门》曰："又有年老气虚，津液不足而结燥者。治法云：肾苦燥，急食辛以润之，结者散之。"《景岳全书·杂证谟·秘结》曰："盖阳结者，邪有余，宜攻宜泻者也；阴结者，正不足，宜补宜滋者也。"《秘传证治要诀及类方》曰："老人津液干燥，是气虚证。"

此案患者气虚津少，亟宜益气生津润肠，舌抵上腭津自生，频频吞咽，直下丹田，大肠自润。

第四章

肺系病证

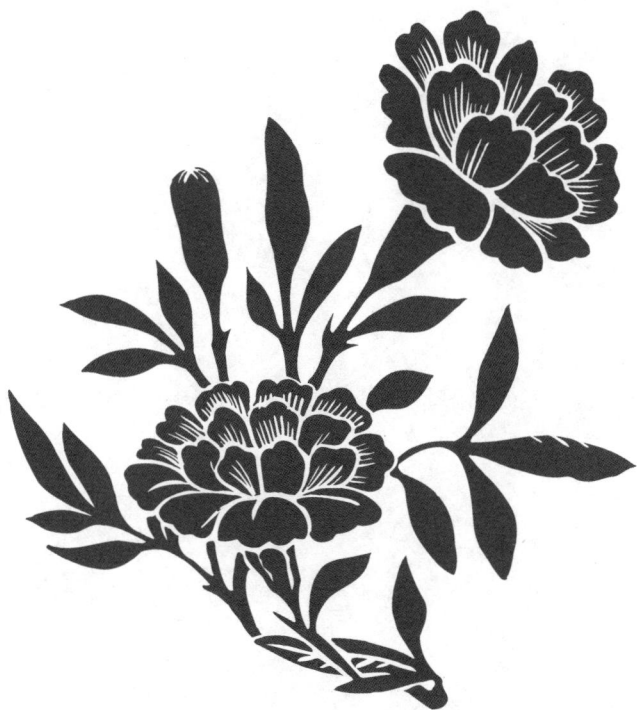

　　《素问·真要大论》曰："诸气膹郁，皆属于肺。"肺居人体最高位，为一身之华盖，又极娇嫩，禁不得外邪内伤，主一身之气，与呼吸相关。肺伤则咳嗽、气喘、痰饮，近年尤多肺痹（肺结节）。亟宜宣肺、肃肺、清肺、润肺，常用麻黄、苏叶、薄荷、贝母、杏仁、桔梗、麦冬、沙参、桑叶、黄芩等中药呵护之。

案1　风寒感冒（上呼吸道感染）

　　黄某，女，12 岁，学生。

　　初诊：2018 年 2 月 25 日。

　　主诉：发热畏寒 3 天。

　　症状体征：鼻塞，流清涕，喷嚏，喉痒，咳嗽，咳痰清稀，头痛重如裹，腰部酸痛，苔薄白腻，脉浮紧数。体温 38.2℃，脉搏 86 次 / 分。

　　数天前有淋冷雨之虞。

　　中医辨证：风寒感冒夹湿。

　　治法：辛温解表，宣肺散寒。

　　处方：麻黄 6g，杏仁 6g，甘草 6g，荆芥 6g，淡豆豉 10g，浙贝母 6g，桂枝 3g，苍耳子 10g，苏叶 10g，羌活 6g，防风 3g。

　　2018 年 3 月 4 日二诊：汗出热退，仍咳，痰稍浓，苔薄白，脉浮紧。

　　处方：麻黄 6g，杏仁 6g，甘草 6g，浙贝母 6g，荆芥 6g，苍耳子 10g，苏叶 6g，辛夷 6g。

2018 年 3 月 11 日三诊：表解，咳平，续进中药以调理脾肺。

处方：太子参 10g，苏梗 6g，浙贝母 6g，麦冬 6g，辛夷 6g，薄荷 6g，甘草 6g，熟地黄 15g。

按语：风寒夹湿束表，以三拗汤加羌活辛温解表，"汗出而解"。

案 2 风热感冒（寒包火）

洪某，男，11 岁，学生。

初诊：2018 年 4 月 8 日。

主诉：发热 2 天。

症状体征：畏风，鼻塞，流浊涕，肢体疼痛，咳嗽，痰黏稠色黄，口干，无汗，头痛，咽红肿痛，舌淡苔薄黄，脉浮数。体温 38.8℃，脉搏 90 次 / 分。

中医辨证：风热感冒（寒包火）。

治法：疏风宣肺，散寒清热。

处方：麻黄 6g，竹叶 6g，生石膏 15g，桔梗 6g，薄荷 6g，杏仁 6g，浙贝母 10g，甘草 6g。

2018 年 4 月 15 日二诊：热退，表解，微咳，痰浓，苔薄黄，脉浮数。

处方：荆芥 6g，竹叶 6g，桔梗 6g，浙贝母 6g，杏仁 6g，太子参 10g，板蓝根 10g。

按语：寒包火乃表寒里热证，素体热盛，肺有痰火，复感风寒，则热蕴于里，寒客于表，以麻杏石甘汤为主，解表散寒、宣肺清热。

案 3　气虚感冒（夹暑）

沈某，女，46 岁，居民。

初诊：2018 年 4 月 5 日。

主诉：感冒 3 天。

症状体征：畏风，微热，轻度咳嗽，少痰色白，微汗气促，头痛，鼻塞，乏力，苔白，脉浮无力。体温 37℃，脉搏 82 次 / 分。

中医辨证：气虚感冒夹暑。

治法：益气解表清暑。

处方：党参 10g，苏叶 10g，生黄芪 30g，炒白术 10g，防风 6g，香薷 10g，茯苓 10g，桔梗 6g，甘草 6g，浙贝母 12g。

2018 年 4 月 12 日二诊：头痛消失，畏风改善，咳声不扬，苔薄白，脉浮细。

处方：生黄芪 15g，炒白术 10g，防风 6g，藿香 10g，茯苓 10g，苏梗 10g，浙贝母 12g，牛蒡子 10g，党参 10g，甘草 6g。

2018 年 4 月 19 日三诊：表解，咳平，体爽，苔薄，脉浮。

处方：生黄芪 30g，炒白术 10g，防风 6g，茯苓 10g，苏梗 10g，北沙参 10g，石斛 10g，麦冬 6g，浙贝母 10g。

按语："邪之所凑，其气必虚"，肺卫不固易罹感冒，暑邪袭表，微汗微热，亟宜玉屏风散合参苏饮治之，使正气充沛、暑气自清。

案 4　哮证（支气管哮喘，慢性阻塞性肺疾病）

丁某，男，66 岁，居民。

初诊：2020 年 5 月 26 日。

主诉：气喘 2 个月。

症状体征：咳嗽，上气，乏力，纳逊，痰少，胁满，平卧不适，苔厚腻，脉弦滑。

病史：有支气管哮喘、慢性阻塞性肺病、肺气肿病史。服用孟鲁司特钠咀嚼片及桉柠蒎肠溶胶囊治疗，作用不显著。

中医辨证：肺失清肃，痰湿阻肺。

治法：肃肺化痰，理气平喘。

处方：麻黄 10g，杏仁 10g，地龙 6g，款冬花 10g，羊乳 15g，川朴 10g，党参 10g，姜半夏 10g，干姜 6g，桂枝 6g，细辛 3g，北五味 6g。

2020 年 6 月 2 日二诊：便不畅，气喘平，苔厚腻，脉弦滑。原方续进 7 剂。

2020 年 6 月 9 日三诊：哮平，咳畅，痰滑，苔厚腻，脉弦滑。

处方：麻黄 10g，杏仁 10g，姜半夏 10g，干姜 6g，桂枝 6g，川朴 6g，茯苓 10g，苏梗 10g，地龙 6g，细辛 3g。

2020 年 6 月 16 日四诊：原方加鱼腥草 30g。

2020 年 6 月 23 日五诊：原方续进 7 剂。

2020 年 6 月 30 日六诊：哮喘渐平。续进归芍异功散加浙贝母 10g、麻黄 6g、地龙 6g、苏梗 10g。

按语：《金匮要略·痰饮咳嗽病脉证并治》曰："咳逆倚息不得卧，小青龙汤主之。"上焦素有停饮，复又外感寒邪。内饮外寒、互相搏击，以小青龙汤解外寒而蠲内饮。

案 5　痰饮（哮喘）

高某，女，52 岁，居民。

初诊：2019 年 11 月 20 日。

主诉：哮喘发作 1 周。

症状体征：咳嗽，气促，痰多泡沫，难以平卧，夜不能寐，嘴唇紫，右颈部淋巴结肿痛，脱发，附件炎，舌暗，苔白，脉滑数。

病史：有哮喘家族史。

中医辨证：气逆痰阻。

治法：化痰降逆。

处方：麻黄 6g，杏仁 10g，桑白皮 10g，浙贝母 15g，蛤壳 30g，酸枣仁 10g，地龙 6g，党参 10g，合欢皮 10g，红藤 12g，厚朴 10g。

2019 年 11 月 27 日二诊：原方加猫爪草 12g。

2019 年 12 月 11 日三诊：哮喘缓解，夜寐渐安，苔白，脉滑。

处方：麻黄 6g，杏仁 10g，桑白皮 10g，蛤蚧 1 对，地龙 6g，党参 10g，桑椹子 15g，川贝母 3g，炙款冬花 10g，猫爪草 12g。

2019 年 12 月 18 日四诊：原方续进 7 剂。

2020 年 12 月 25 日五诊：哮喘缓解，脱发减少，颈部淋巴结缩小，痰少，附件炎得到控制，苔白，脉滑。原方续进14剂。

2020年1月8日六诊：胃胀，咽如梗，舌淡胖，苔白，脉细滑。

处方：麻黄10g，杏仁10g，羊乳15g，蛤蚧1对，地龙6g，蒲公英30g，款冬花15g，党参12g，罗汉果1枚。

按语：哮喘是突然发作的以呼吸喘促、喉间哮鸣有声为临床特征的疾病。哮喘发病的关键是痰饮内伏的宿根，常因感受外邪或饮食不当而诱发。朱丹溪的《丹溪心法》有言："哮喘必用薄滋味，专主于痰。""未发以扶正气为主，既发以攻邪气为急。"

本案运用厚朴麻黄汤为主方治疗以宣肺化痰降逆，佐以蛤蚧、党参扶正，地龙平喘，桑白皮治肺畅气，使患者从哮喘持续状态转危为安。

案6 痰饮（肺源性心脏病）

祁某，男，53岁，居民。

初诊：1966年2月12日。

主诉：胸痛数年。

症状体征：咳嗽，浮肿，气喘，痰白黏，舌紫暗，苔白腻，脉沉细滑。

西医诊断：肺源性心脏病。

中医辨证：痰湿蕴肺。

治法：温肺化饮。

处方：玉竹24g，制首乌15g，汉防己15g，带皮茯苓30g，桑白皮10g，车前子30g，泽泻10g，苏子10g，附子6g，晒白参 3g。

1966 年 2 月 19 日二诊：脉症如前，原方续进 14 剂。

1966 年 3 月 5 日三诊：肿稍退，咳亦平，苔白腻，脉沉细滑。

处方：附子 6g，肉桂粉 3g，晒白参 3g，玉竹 30g，汉防己 10g，带皮茯苓 30g，苏子 15g，桑白皮 15g，车前子 10g，泽泻 15g，浙贝母 12g。

1966 年 3 月 19 日四诊：胸闷，咳平，痰少而畅，舌淡紫，苔白，脉滑。

处方：瓜蒌仁 10g，薤白 12g，桂枝 6g，浙贝母 12g，晒白参 3g，蛤蚧一对，苏梗 10g，玉竹 30g，党参 10g，丹参 30g。

1966 年 4 月 2 日五诊：咳痰喘渐平，口唇不紫，舌淡胖，脉细滑。

处方：黄芪 30g，枸杞子 10g，菟丝子 15g，附子 6g，桂枝 10g，川贝母 3g，蛤蚧 1 对，丹参 30g，苏梗 10g，玉竹 15g。

后以六君子汤加减，调理半年而愈。

按语：痰饮痹阻中阳，气道受遏不畅。本案系痰饮蕴肺，遵 "病痰饮者，当以温药和之"，参附汤如日照当空，令胸中阴霾四散，配玉竹、蛤蚧，扶虚养肺，则痰饮自愈。

案 7　咳嗽（支气管炎）

王某，男，54 岁，工人。

初诊：1999 年 10 月 13 日。

主诉：咳嗽、气喘数年。

症状体征：胸脘胀闷，形体羸瘦，面色黧黑，夜间渴饮，痰多色白、呈泡沫状，苔白腻，脉滑数。

病史：有慢性支气管炎病史。

中医辨证：痰浊壅肺。

治法：肃肺化痰。

处方：苏叶10g，杏仁10g，麻黄10g，连翘10g，黄芪30g，桔梗6g，地龙6g，白芥子15g，浙贝母15g，瓜蒌仁10g，姜半夏12g，茯苓10g，枇杷叶15g。

1999年10月16日二诊：药后症状明显缓解，苔渐化，脉滑数。原方加薏苡仁30g，南沙参15g。

1999年10月19日三诊：夜间不渴饮，咳嗽，痰白、不起沫，苔白腻，脉滑数。

处方：荆芥10g，紫菀10g，桂枝6g，百部10g，陈皮6g，白前10g，化橘红6g，浙贝母15g，党参10g，牛蒡子10g。

1999年10月23日四诊：症状明显改善，痰浊未清，苔白，脉滑数。

处方：黄芩10g，山栀6g，党参10g，浙贝母10g，地龙6g，款冬花10g，桑白皮10g，苏子15g，海蛤壳15g，羊乳30g。

前后调理两个月而愈。

按语：慢性支气管炎主要表现为咳嗽、咳痰，属于中医咳嗽范畴，与肺、脾、肾三脏关系密切，偏于阳虚。温阳清肺、宣肺化饮、祛痰合力则咳痰平定。

案8　咳嗽（慢性支气管炎）

寿某，女，6岁，学生。

初诊：1973年7月25日。

主诉：咳嗽2个月。

症状体征：偶发低热，痰白，喉痒，胸憋闷，苔白腻，脉浮滑数。听诊肺部有细小湿啰音。

中医辨证：风寒袭肺。

治法：散寒肃肺。

处方：麻黄6g，杏仁6g，浙贝母10g，牛蒡子10g，金银花6g，生姜3g，化橘红3g，桑白皮10g，苏叶10g，百部6g，枇杷叶10g。

1973年7月30日二诊：咳解，痰滑，苔白，脉浮滑。原方加三叶青6g，太子参10g。

1973年8月4日三诊：听诊啰音减轻，呼吸音略粗，续进中药以健脾化痰。

处方：党参6g，炒白术6g，茯苓6g，太子参6g，白及3g，川贝母1g，麻黄3g，枳壳3g，黄芪10g，桑白皮6g，炙款冬花6g。

1973年8月9日四诊：明显改善，咳平，痰化，脉和。予六君子汤加减。

按语：小儿五脏娇嫩，肺系尤甚，久咳伤肺，排痰艰辛，影响脾运，必先肃肺化痰，然后健脾渗湿、助运收功。

案9 咳嗽（支气管扩张症伴咯血）

张某，女，32 岁，农民。

初诊：1968 年 3 月 1 日。

主诉：咳嗽、气喘 10 年。

症状体征：胸闷，发热，盗汗，贫血，痰黄夹有血丝，喘则抬肩，苔白腻，脉浮滑数。

病史：有慢性支气管炎病史。

中医辨证：痰热伤络。

治法：清肺，化痰，宁络。

处方：玄参 15g，藕节 10g，百合 15g，茅根炭 15g，仙鹤草 30g，鹿衔草 10g，麦冬 10g，桑白皮 10g，炒白芍 15g，生地黄 24g，川贝母 3g，杏仁 10g。

1968 年 3 月 8 日二诊：血止，咳减，苔白，脉滑。

处方：玄参 15g，麦冬 15g，炒白芍 15g，生地黄 30g，羊乳 30g，仙鹤草 30g，杏仁 10g，白及 10g，川贝母 3g。

1968 年 3 月 15 日三诊：咳止，喘平，痰清，苔白，脉细。用百合固金汤调理半年而解。

按语：肺为一身之华盖，最易受到外邪侵袭，伤肺损络。肺虚痰热，损伤络脉，当清肺化痰、止血养阴。

案 10　咳嗽（慢性支气管炎）

洪某，女，38 岁，医生。

初诊：1968 年 7 月 5 日。

主诉：咳嗽 8 个月。

症状体征：咳嗽，咳痰黄白相间、黏稠难咳，胸闷气不畅，纳呆，苔黄腻，脉浮滑。

中医辨证：痰热蕴肺，化燥伤络。

治法：清金，润肺，化痰。

处方：带叶苏梗 15g，麦冬 12g，北沙参 15g，百部 12g，当归 12g，白前 10g，化橘红 6g，川贝母 6g，地骨皮 10g，蜜紫苏子 30g。

1968 年 7 月 10 日二诊：痰滑，咳减，苔薄，脉浮滑。原方续进 7 剂。

1968 年 7 月 17 日三诊：喘平，咳轻，苔薄，脉细。予六君子汤善后。

按语：本案患者肺失清肃，久咳痰阻，津亏化燥、化热，以笔者止咳经验方治疗，润肺祛痰和中，见效明显。几年后，她丈夫也久咳不止，使用原方，咳平痰清。

案 11　肺痈（肺脓肿）

林某，女，48 岁，居民。

初诊：1984 年 7 月 11 日。

主诉：咳嗽、咳脓痰 1 周。

症状体征：胸闷痛，气喘促，痰味腥，食欲差，神疲软，口干燥，四肢酸，头胀痛，苔黄腻，脉滑数。体温 38.7℃。

检查：胸片提示肺脓肿。

病史：有慢性支气管炎 10 余年，常使用抗生素治疗。

中医辨证：邪热蕴肺，瘀结成痈。

治法：清热肃肺，排脓解毒。

处方：芦根 60g，生石膏 50g，黄芩 10g，冬瓜子 30g，薏苡仁 30g，葶苈子 15g，浙贝母 15g，黑皮三叶青 10g，杏仁 10g，桔梗 10g，合欢皮 12g。

1984 年 7 月 16 日二诊：热渐退，体温 37.8℃，咳稍平，痰仍多，苔薄白，脉滑数。续进中药以清热肃肺、祛痰化瘀。

处方：芦根 50g，金银花 15g，桃仁 10g，浙贝母 15g，杏仁 10g，冬瓜子 30g，当归 10g，南沙参 12g，麦冬 10g，合欢皮 10g。

1984 年 7 月 23 日三诊：热退清，体温 36.8℃，咳平，痰减，苔薄白，脉滑。原方续进 7 剂。

按语：千金苇茎汤疗效专一，治肺痈首屈一指。《金匮要略》言："咳而胸满，振寒，脉数，咽干不渴，时出浊唾腥臭，久久吐脓如米粥者，为肺痈，桔梗汤主之。"《备急千金要方》曰："治咳有微热，烦满，胸心甲错，是为肺痈……又方：苇茎切，二升，以水二斗煮取五升，去滓；薏苡仁半升；瓜瓣半升；桃仁三十枚。上四味㕮咀，内苇汁中，煮取二升，服一升。当有所见，吐脓血。"

案 12　肺痨（肺结核）

许某，女，43 岁，居民。

初诊：2002 年 10 月 15 日。

主诉：反复干咳 3 个月，偶有咯血。

症状体征：胸痛，低热，盗汗，消瘦，神疲，乏力，舌红，苔薄黄，脉细数。

检查：PPD 试验（＋）。胸部 CT 提示两上肺结核。痰细菌培养找到抗酸杆菌。

西医诊断：肺结核。

中医辨证：阴虚内热，损及肺脾。

治法：滋阴清肺，培土生金。

处方：生地黄 30g，百合 30g，玄参 10g，川贝母 3g，麦冬 10g，白及 10g，百部 15g，银柴胡 6g，炙鳖甲 10g，仙鹤草 15g，党参 10g，炒白术 10g。

西医予以抗结核治疗。

2002 年 10 月 22 日二诊：热稍退，干咳依旧，苔黄，脉细数。原方续进 14 剂。

2002 年 11 月 5 日三诊：继续抗结核治疗，稍有肝功能损害。ALT 56U/L，AST 55U/L。苔黄，脉细数。

处方：生地黄 30g，赤芍 15g，垂盆草 30g，白及 6g，浙贝母 15g，麦冬 15g，百部 15g，苏梗 10g，仙鹤草 30g，南沙参 15g，平地木 30g，党参 15g。

2002 年 11 月 19 日四诊：精神渐臻好转，咳嗽也渐平和，食欲增加，苔白腻，脉细。

处方：百合 30g，生地黄 30g，麦冬 15g，白及 10g，百部 15g，浙贝母 15g，莲子 15g，柴胡 6g，炒白芍 15g，瓜蒌皮 12g，平地木 30g，党参 15g。

服上方三个月后，患者精神渐旺，肝功能正常，嘱增加营养，保障休息。胸部 CT 提示两上肺陈旧性结核，续服中药半年未发。

按语：明·汪绮石《理虚元鉴》曰："治虚有三本，肺、脾、肾是也。肺为五脏之天，脾为百骸之母，肾为性命之根，治肺治肾治脾，治虚之道毕矣。"抗结核药有损肝之弊，在补肺健脾中，也要补肝益肾，故本案使用百合固金汤为主方。

案 13　肺痹（肺结节）

虞某，女，55 岁，干部。

初诊：2017 年 10 月 15 日。

现病史：患者于体检时发现右肺中下部有 4mm 结节一枚。转至上海某医院会诊，建议手术切除，但患者本人及家属要求保守治疗，不接受手术。刻下症见：无咳嗽，无胸痛，无气促，饮食正常，苔白腻，脉细滑。

中医辨证：气血瘀阻，痹着于肺。

治法：活血化瘀，开郁散结。

处方：桃仁 10g，牡丹皮 6g，赤芍 15g，乌药 6g，桑黄 6g，枳壳 10g，山慈菇 6g，柴胡 10g，当归 10g，桔梗 6g，浙贝母 12g，党参 10g，炒白术 10g。

2017 年 10 月 22 日二诊：续进原方 14 剂。

2017 年 11 月 5 日三诊：帮助患者坚定治疗信心，续服原方 14 剂。

2017 年 11 月 19 日四诊：续进中药以活血化瘀、开郁散结。

处方：当归 15g，赤芍 15g，川芎 12g，熟地黄 30g，桃仁 10g，红花 6g，桔梗 6g，羊乳 30g，浙贝母 10g，瓜蒌皮 10g，桑黄 6g。

续服三月，复查结节已消失。

按语：90% 以上的结节病理检查提示有肺部病变，少有咳嗽、痰黏，有时乏力、发热、盗汗，食欲减退，体重减轻，胸闷气急。通过体检发现的各种结节病很多，尤以支气管肺门淋巴结及肺部弥漫性结节多见，1cm 以下的结节应严密观察、积极治疗，1cm 以上毛玻璃样或者混合样变的结节，有胸膜凹陷征者，宜尽早手术。

中医一般从痰气郁结论治，侧重活血化瘀、化痰散结，山慈菇、桑黄可适当配用。笔者个人验方散结节汤能活血化瘀、开郁散结，对肺结节、乳腺结节的治疗效果显著。

案 14 肺痿（尘肺病）

施某，女性，62 岁，居民。

初诊：2016 年 3 月 13 日。

主诉：咳嗽、痰浊 20 年。

症状体征：患者因原先在草席厂工作接触（蔺草）粉尘甚多，痰黏成丝，时带血丝，咽干口燥，喜饮凉茶，消瘦，皮毛干枯，舌红，脉虚数。

职业病体检：尘肺。

中医辨证：虚热犯肺，肺失清肃。

治法：益气养阴，肃肺化痰。

处方：竹叶 10g，生石膏 15g，党参 10g，姜半夏 10g，麦冬 10g，百合 10g，百部 10g，鱼腥草 15g，白及 10g，黄芩 10g。

二诊：咳痰稍减，舌红，脉细数。原方加浙贝母 15g，枇杷叶 15g。

三诊：偶发眩晕，乏力，舌红苔薄黄，脉虚数。

治法：培土生金。

处方：百合 15g，生地黄 30g，熟地黄 30g，玄参 10g，浙贝母 15g，麦冬 10g，炒白芍 15g，当归 10g，白及 10g，黄芩 10g。

四诊：痰血控制，咳嗽减轻，苔薄黄，脉细。原方加鱼腥草 30g，7 剂。

五诊：咳嗽减，痰清稀，苔薄白，脉细。

处方：南沙参 15g，麦冬 10g，桑叶 10g，炒白术 10g，党参 20g，姜半夏 10g，茯苓 10g，白及 10g，党参 10g，浙贝母 10g。7 剂。

六诊：偶发胸痛，咳嗽明显减少，痰清稀，苔白，脉细，续进中药以活血通络、益气生津。

处方：丹参 30g，沉香 3g，羊乳 30g，薤白 15g，川贝母 3g，姜半夏 12g，赤芍 15g，海浮石 10g，瓜蒌仁 10g，黄芩 10g，麦冬 10g。7 剂。

七诊：胸痛已愈，咳平，气短，痰少，纳呆，乏力，苔白，脉细，续进中药以益气补肺。

处方：生黄芪 30g，白术 15g，升麻 6g，柴胡 6g，党参 10g，当归 10g，南沙参 15g，麦冬 10g，川贝母 3g，鸡内金 10g，白及 10g，阿胶 10g。7 剂。

八诊：胸渐畅，咳亦平，纳强，气爽。胸片提示两肺清晰，无结节、钙化点。

处方：十全大补汤加川贝母 3g、白及 6g 善后。

患者经两年调理后，随访能正常劳作。

按语：肺痿等系顽证，本案患者是职业相关性尘肺，经清肺、肃肺、润肺、养肺治疗后逐渐好转。《医门法律·肺痈肺痿门》曰："大要缓而图之，生胃津，润肺燥，下逆气，开积痰，止浊唾，补真气，以通肺之小管，散火热以复肺之清肃……"终治痼证。

第五章

肾系病证

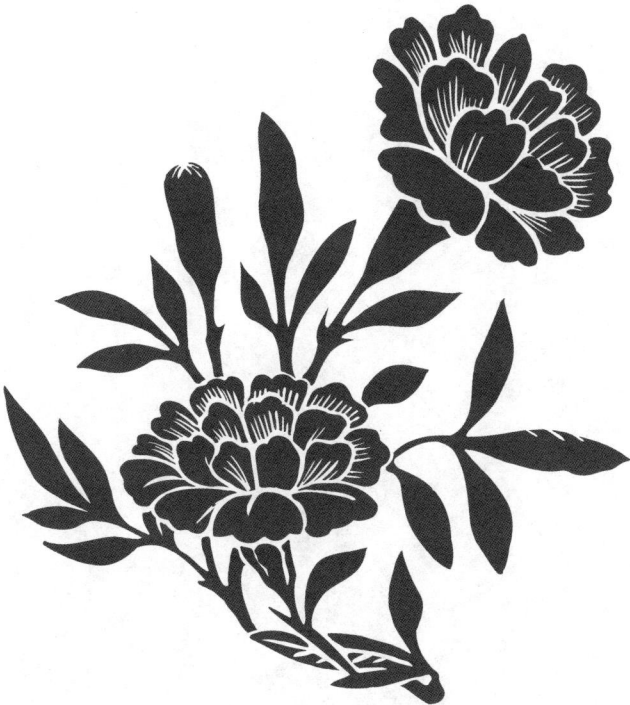

《素问·至真要大论》曰："诸寒收引，皆属于肾。"肾位于下焦，藏精纳气，与水液排泄相关，水液排泄不利则水肿、遗尿、下腹痛、石淋、肾病。肾精不固则不育、不孕，故肾被称为"先天之本"。肾虚主要分为肾阳虚、肾阴虚两大类。推动温煦功能失调为肾阳虚，常见畏寒腹冷、两目浮肿、小便不利、遗尿失禁、舌淡胖、脉沉细；滋润作用失调为肾阴虚，常见内热、耳鸣、腰膝酸软、遗精、不孕、舌红少苔、脉细数。肾系病证包括水肿、遗尿、腰痛、石淋、不育等。

案1 水肿（肾小球肾炎）

杨某，女性，30岁，工人。

初诊：2018年8月12日。

主诉：浮肿数周。

症状体征：畏风发热，尿少，眩晕，消瘦，苔白薄，脉弦滑，血压150/100mmHg。

检查：尿常规提示蛋白（＋＋）、白细胞（＋）、红细胞（＋）。

中医辨证：风水泛滥。

治法：疏风清热，宣肺利水。

处方：罗布麻10g，黄芩10g，麻黄6g，怀牛膝10g，杜仲10g，益母草15g，茯苓皮30g，生石膏30g，生姜三片，姜半夏15g。7剂。

医嘱：忌盐。

2018年8月19日二诊：眩晕止，皮肤瘙痒，苔白腻，脉弦细。血压 120/80mmHg。原方加萹草 30g、地肤子 30g，7 剂。

医嘱：忌盐。

2018 年 8 月 26 日三诊：患者尿检正常，自觉症状改善，苔白腻，脉细。

处方：原方 14 剂。

医嘱：忌盐。

2018 年 9 月 9 日四诊：患者尿检正常，血压 140/100mmHg，苔白腻，脉弦细。

处方：熟地黄 30g，山萸肉 10g，茯苓 10g，牡丹皮 6g，泽泻 10g，怀山药 10g，钩藤 12g，夏枯草 10g，罗布麻 30g，石韦 15g。3 剂。

医嘱：忌盐。

2018 年 9 月 13 日五诊：患者自觉不适，乏力，腰酸，眩晕，舌红，脉弦细。

检查：尿常规提示蛋白少许，红细胞偶见，白细胞（＋），考虑为劳复。

处方：生地黄 30g，牡丹皮 10g，茯苓 15g，山萸肉 10g，山药 15g，泽泻 10g，黄芪 30g，白花蛇舌草 30g，千里光 30g，旱莲草 30g，罗布麻 30g，大小蓟各 30g。14 剂。

医嘱：忌盐。

2018 年 9 月 27 日六诊：尿检正常。

处方：原方加川断 10g。14 剂。

医嘱：忌盐。

2018年10月11日七诊：患者尿检正常，自觉恢复，苔白腻，脉弦细。

处方：生地黄30g，茯苓10g，泽泻10g，山萸肉6g，山药10g，牡丹皮6g，黄芪30g，杜仲10g，小蓟30g，丹参15g，地锦30g，茅根30g。14剂。

医嘱：忌盐。

后以此方调治三月而愈。

按语：风水泛滥、标实邪盛，亟宜宣肺清热、解毒利水。偏风热者以越婢汤为主方，饮邪郁肺，"咳而上气，此为肺胀，其人喘，目如脱状，脉浮大者，越婢加半夏汤主之"。伴肝阳上亢，佐以滋阴潜阳，宜忌盐饮食。

案2 红斑痹（狼疮性肾炎）

苏某，男性，29岁。

现病史：患者于1975年6月初感排尿有灼热感，但无尿频、尿急、尿痛，亦无发热伴有腹部持续隐痛及内脏下垂感。6月11日发热，体温38.2℃，眼睑、面部及双侧下肢浮肿，关节疼痛。于6月17日入住宁波市第三医院。

查体：面部、四肢浮肿，神志意识正常，浅表淋巴结未能触及。胸左背第四肋下呈浊音，呼吸音减低，语音低。肝脾肋下未及。肾区压痛（+），血压120/80mmHg，心率110次/分。

检查：尿常规：蛋白（++++），红细胞（++），白细胞（+），颗粒管型（+++）。血沉96mm/h，类风湿因子（-）。血生化：

血清胆固醇 50mg/dL，总蛋白 5.8g/L，白蛋白 2.6g/L，球蛋白 3g/L，非蛋白氮 38.25mg/dL，肌酐 1.6mg/dL，ALT 30U/L。血常规：白蛋白 12g/L，白细胞计数 13.2×10^9/L 中性粒细胞百分比 88%，嗜酸性粒细胞百分比 1%。腹水：乳糜色，混浊，细胞分类（中性粒细胞 46%，淋巴细胞 50%）。

临床诊断为狼疮性肾炎，给予支持疗法（补液、输血、能量合剂）以及利尿、抗生素、激素药物治疗十天后转上海进一步诊治。经上海市长征医院、第四人民医院检查，尿中发现蜡样管型 1 根、蛋白（++++）、白细胞（+++），血非蛋白氮 69mg/dL，CO_2 结合力 14.07mmol/L。

7 月底，患者从上海返甬后采取中医治疗。

症状体征：患者脸部特征性红斑、颜色鲜艳，持续发热，体温 38 ~ 39℃，颈项、上肢、前胸及手足可见散在红色皮疹，全身浮肿，皮肤灼热、干燥、无汗，右肋隐痛，腹大，腹部叩诊呈浊音，关节疼痛，以肘膝指关节为重。眩晕，心悸，乏力，口苦，腰酸腿痛，小便混浊、量少，伴有脱发，舌尖偏红、苔黄腻，脉滑数。

中医辨证：湿热蕴结。

治法：清热化湿，凉血通络。

处方：生地黄 30g，生石膏 30g（先煎），茅根 30g，乌蔹莓 30g，荠菜花 15g，车前草 30g，白花蛇舌草 30g，青风藤 15g。7 剂。

患者前后用药五个月，症状有所缓解，热退，尿增，关节痛减，肝功能正常。尿检蛋白（＋）、白细胞（＋～＋＋）、红细胞偶见、管型偶见。血沉降至 62mm/h，用中药以健脾和胃化湿、凉血消疹，三次找红斑狼疮细胞均为阴性，面部蝶斑隐退。尿常规正常，血沉 30mm/h，血肌酐 2mg/dL，非蛋白氮 20mg/dL。患者腹水全部消退，精神渐好，恢复正常生产劳动。

按语：系统性红斑狼疮多以狼疮性肾炎首先发现，属于中医学"周痹"或"红斑痹"范畴，表现为散在红色皮疹、浮肿、灼热等湿热蕴结证候，亦有关节酸痛、腰酸腿疼、尿混浊、脱发等肝肾亏虚证候，中药治疗以清热化湿为主，凉血通经、活络解郁为治，持之以恒方能见效。

案 3　红斑痹（狼疮性肾炎）

王某，女性，46 岁，工人。

初诊：1983 年 5 月。

主诉：尿少、浮肿 1 个月余。

症状体征：患者尿少、浮肿伴有腰膝酸软，长期低热缠绵，面部可见暗红色蝴蝶斑，皮肤多处紫癜，关节疼痛，手足麻木，头晕头痛，浮肿，口舌干燥，月经量少、色紫红，有少量血块，舌质红、苔光，脉细数。血压 170/110mmHg。

检查：尿常规提示尿蛋白（＋＋＋）、红细胞（＋＋）、白细胞（＋）、透明管型（＋）。血沉 56mm/h，血小板 7×10^9/L，血肌酐 4.6mg/dL，尿素氮 36mg/dL，总蛋白 68g/L，白蛋白 22g/L，球蛋白 34g/L，血免疫球蛋白 IgG 2.1g/L、IgA 0.198g/L、

IgM 0.153g/L，抗核抗体阳性。

西医诊断：狼疮性肾炎伴高血压。

中医辨证：阴虚阳亢夹瘀。

治法：滋肾柔肝，凉血化瘀。

处方：生地黄 30g，龟甲 15g，菟丝子 30g，怀山药 30g，泽泻 15g，罗布麻 15g，鹿衔草 15g，萆草 30g，石韦 30g，旱莲草 30g，雷公藤 15g（去根皮，先煎两小时），水蛭粉 1g（吞），大枣 5 枚。

患者前后服药半年余，胃肠不适加党参、姜竹茹、茯苓，月经量极少加乌鸡白凤丸。治疗 1 年，多次涂片未找到狼疮细胞，紫癜消退，红斑消失，血沉 25mm/h，尿常规正常，恢复全天上班。

医嘱：避免日晒，避免预防接种及青霉素、磺胺类和避孕药，避免烟酒发物，适当忌盐，注意劳逸结合，保持心情愉悦。

按语：系统性红斑狼疮是一种自身免疫性炎症性结缔组织病，因体液免疫功能亢进，抗原抗体免疫复合物引起的系统性血管炎，导致全身多部位、多脏器的系统性损害，以狼疮性肾炎最多见。该病由于真阴不足，肾阴亏损，血脉瘀滞，经脉弊阻，形成本虚标实证。

张沛虬老师自拟的经验方狼疮补肾汤（适用于狼疮性肾炎，阴虚津少，肾精不足证）：生地黄 30g，龟甲 15g，菟丝子 10g，怀山药 15g，泽泻 10g，萆草 15g，益母草 15g，补骨脂 15g，雷公藤 15g（去根皮先煎 2 小时），黄芪 30g。

加减如下：顽固蛋白尿加用白花蛇舌草、小叶石韦、薏苡仁根、益母草；顽固血尿加用茜草根、生蒲黄、琥珀末、参三七；尿检见管型加用葎草、水蛭粉、路路通；热毒盛去黄芪加水牛角、牡丹皮、紫草、生大黄；气阴两虚加麦冬、女贞子、黄精；伴高血压加罗布麻、杜仲、钩藤、地龙；关节痛加虎杖、鹿衔草、络石藤、雷公藤（雷公藤味平性凉有毒，必须去根皮先煎 2 ~ 3 小时）。

案 4　遗尿（尿失禁）

杜某，女性，68 岁，居民。

初诊：2018 年 3 月 4 日。

主诉：尿失禁 3 年。

症状体征：尿意频急，时有尿不净而自遗，面白气短，谈笑之间亦可遗尿，少腹有坠胀感，头晕，乏力，舌质淡，脉虚细。

中医辨证：中气下陷，肺气虚损。

治法：健脾益气，升阳固脬。

处方：生黄芪 40g，白术 15g，升麻 6g，柴胡 6g，当归 10g，党参 15g，桑螵蛸 10g，牡蛎 30g，北五味 10g，益智仁 12g。7 剂。

2018 年 3 月 11 日二诊：原方 14 剂。

2018 年 3 月 25 日三诊：患者自觉减轻，腹坠胀减，苔白，脉虚细。

处方：原方加韭菜子 30g。14 剂。

2018 年 4 月 8 日四诊：尿遗有所改善，苔薄，脉虚细。

处方：生黄芪 40g，白术 15g，升麻 6g，肉苁蓉 10g，党参 15g，桑螵蛸 10g，益智仁 12g，北五味 10g，枸杞子 15g，金樱子 30g。14 剂。

前后调治半年而愈。

按语：本案患者脬气不固，中气下陷，以补中益气汤升阳固脬。

案 5　遗尿（尿失禁）

姜某，女，6 岁，儿童。

初诊：1977 年 8 月 2 日。

主诉：尿失禁 3 年。

症状体征：除晚上遗尿外，白天也遗，乏力，纳逊，畏寒，便干，苔白腻，脉沉细。

中医辨证：肾气亏虚，脬气不固。

治法：暖肾固脬。

处方：锁阳 6g，益智仁 6g，金樱子 15g，菟丝子 10g，乌药 6g，淮小麦 15g，太子参 12g，肉桂 1g，生黄芪 15g，白芍 10g。5 剂。

耳穴、针刺：输尿管、膀胱、肾。

1977 年 8 月 7 日二诊：遗尿改善，纳旺，苔薄，脉沉细。

处方：原方加覆盆子 10g、山萸肉 6g、大枣 3 枚。5 剂。

1977 年 8 月 12 日三诊：夜间遗尿也减，能自己起来排尿，苔薄，脉细。

处方：原方加沙苑子 10g。5 剂。

按语：先天不足，肾水亏虚，肾不固脬，则遗尿。中医治疗以补肾固涩，益气生精，佐以针刺、耳穴见效快。

案6　不育（少精症）

汪某，男性，39 岁，企业管理人员。

初诊：2017 年 11 月 19 日。

主诉：精疲神倦 5 年。

现病史：患者婚后育有一女，近 5 年日渐精疲神倦，但夫妻性生活正常，时间略短，欲求二胎，育子不能，苔白腻，脉弦细。

检查：精液常规计数 2100 万 /mL，液化时间 >60 分钟，a 级精子占 5.6%，b 级精子占 30%。

中医辨证：肾不生精，精血匮乏。

治法：补肾，养血，生精。

处方：淡苁蓉 15g，巴戟肉 15g，水蛭 6g，淫羊藿 30g，仙茅 30g，菟丝子 15g，蛇床子 15g，红参 3g，鹿茸 3g，海马 6g。14 剂。

2017 年 12 月 3 日二诊：症同前，苔白腻，脉弦细。原方加枸杞子 15g、山萸肉 10g。14 剂。

2017 年 12 月 17 日三诊：精神稍振，偶觉腰酸，苔白腻，脉弦细。原方加狗脊 15g、续断 15g。14 剂。

2017 年 12 月 31 日四诊：症同前，苔白腻，脉弦细。

处方：生黄芪 30g，淡苁蓉 15g，仙茅 30g，淫羊藿 30g，红参 3g，鹿茸 3g，蛇床子 15g，菟丝子 15g，狗脊 15g，枸杞子 15g，山萸肉 10g，水蛭 6g。14 剂。

2018 年 1 月 14 日五诊：夫妻生活渐和谐，时间略长，精神日益健旺，苔薄腻，脉弦滑。

处方：生晒参 10g，巴戟肉 15g，仙茅 30g，枸杞子 15g，生白芍 15g，当归 15g，熟地黄 30g，山萸肉 10g，狗脊 15g，茯苓 15g，蛇床子 10g，大枣 5 枚。14 剂。

2018 年 1 月 28 日六诊：复查精液常规计数 4500 万 /mL，a 级精子 17%，液化时间 30 分钟，患者非常兴奋，心情大好，苔薄，脉弦滑。

处方：原方加附子 10g、肉桂 3g，14 剂。

2018 年 2 月 11 日七诊：苔白，脉弦滑。

处方：原方 14 剂。

2018 年 2 月 25 日八诊：苔白，脉弦细。

处方：原方 14 剂。

2018 年 3 月 11 日九诊：苔白，脉弦细。

处方：熟地 30g，制首乌 15g，枸杞子 15g，菟丝子 10g，淡苁蓉 15g，仙茅 30g，水蛭 6g，蛇床子 15g，生黄芪 30g，生晒参 10g。14 剂。

2018 年 3 月 25 日十诊：复查精液常规：计数 5600 万 /mL，a 级精子占 28%，液化时间 15 分钟，渐趋正常。

2 个月后，妻子怀孕。现已育有 1 子。

按语：少精又称精少，性交时泄精量少。《诸病源候论·

虚劳少精候》提到少精症时认为"肾主骨髓藏精，虚劳肾气虚弱，故精液少"。本案患者房事不节，囿于传宗育子之结，千方百计想得子嗣，殊不知事与愿违，采取多种办法仍无动于衷，反而体力日衰，肾气益亏，房事时间更短，泄出更少，精液常规检查不理想，乃改弦易辙，寻求中医治疗，终于肾健精旺，孕育 1 子。

案 7　腰痛（强直性脊柱炎）

郑某，女性，34 岁，工人。

初诊：2017 年 4 月 23 日。

主诉：脊背部疼痛数年。

症状体征：脊柱强硬感，辗转不利，影响髋关节活动，舌胖大，苔白，脉沉细。

中医辨证：寒痹夹瘀证。

治法：温阳通督。

处方：熟地黄 30g，麻黄 10g，干姜 6g，肉桂 3g，白芥子 15g，鹿角霜 10g，狗脊 10g，龟甲 10g，杜仲 10g，炙甘草 10g。7 剂。

2017 年 4 月 30 日二诊：胀痛减轻，舌胖，苔白，脉沉细。

处方：原方 7 剂。

2017 年 5 月 7 日三诊：强硬感减轻，活动灵活，苔白，脉细。守原方回老家继服。

2018 年 7 月 12 日四诊：一年来，患者病情明显减轻，关节活动度增大，苔薄腻，脉细。

处方：熟地黄 30g，麻黄 10g，干姜 6g，鹿角霜 10g，肉桂 3g，续断 10g，白芥子 10g，炙甘草 10g，狗脊 10g，浙贝母 10g。7 剂。

2018 年 7 月 19 日五诊：病情明显好转。

处方：原方加姜黄 10g，14 剂中药带回老家。

2019 年 7 月 11 日六诊：又过 1 年，患者后背已不痛，舌淡红，苔白，脉细。

处方：熟地黄 30g，鹿角霜 10g，白芥子 15g，干姜 6g，肉桂 3g，麻黄 6g，狗脊 10g，金雀根 15g，岗稔根 15g，杜仲 10g，炙甘草 10g。7 剂。

2019 年 7 月 18 日七诊：近几天，轻泻 1 ~ 2 次 / 日，苔白，脉细。

处方：原方加川连 6g。

2019 年 8 月 1 日八诊：前述症状消失，活动自如，去川连后原方带回老家休养。

按语：腰乃肾府，无论何种病因引起均与肾密不可分，此案系寒湿凝滞、痹阻肾府，致腰部强直不畅，亟宜温通督脉、散瘀通络，方拟阳和汤加减，屡治屡效。

案 8 脑瘤（松果体肿瘤）

王某，男，27 岁，职工。

现病史：患者于 2008 年出现复视。2010 年加重，伴味觉减退。2010 年 5 月 13 日头颅 CT 提示松果体及丘脑占位。2010 年 6 月 1 日杭州市中医院 MRI 提示下丘脑、松果体肿瘤，首先考虑生殖细胞瘤，淋巴瘤待排，梗阻性脑积水。2010 年 6 月 7 日全麻下行"脑室-腹腔分流术"，2010 年 6 月 21 日出院，2010 年 6 月 24 日在中国人民解放军 117 医院行伽马刀治疗，2010 年 7 月 23 日浙一医院 MRI 提示松果体肿瘤术后 +VP 分流术后改变。2010 年 10 月 23 日宁波市一院 MRI 提示右侧颞部皮下见长 T_1 长 T_2 信号灶，界清，大小约 1.4cm×0.5cm，增强后未见强化，囊肿首先考虑。2011 年 5 月 2 日宁波市一院 MRI 提示松果体区伽马刀术后占位，考虑复发可能性大，松果体区长 T_1 长 T_2 信号病灶，边缘不清，周围水肿，增强后见明显环状强化，大小约 16mm×26mm×14mm，边缘清。

初诊：2011 年 5 月 3 日。

症状体征：头痛，复视，记忆力正常，吃西瓜不知甘味，伴视神经萎缩，舌胖，苔薄腻，脉弦细。

中医辨证：清阳不升，浊阴不降，气滞痰瘀。

治法：升清降浊，活血化瘀，化痰散结。

处方：天麻 9g，泽泻 30g，白术 15g，茯苓 15g，枸杞子 15g，佩兰 10g，谷精草 15g，夏枯草 10g，牡蛎 30g，川芎 15g，益智仁 15g，代赭石 30g，车前子 30g。5 剂。

桂枝茯苓丸（0.31g×50 粒）×3 盒，每次 5 粒，3 次 / 日。

2011 年 5 月 7 日二诊：周身不适，少寐，食不知味，苔薄腻，脉弦细。

处方：天麻 9g，泽泻 30g，白术 15g，茯苓 15g，谷精草 15g，代赭石 30g，夏枯草 10g，益智仁 15g，车前子 30g，黄芪 30g，沙氏鹿茸草 15g，石菖蒲 15g，升麻 6g，白花蛇舌草 30g。7 剂。

2011 年 5 月 14 日三诊：不易入睡，多梦，苔白腻，脉弦细滑。

处方：原方加龙齿 15g，炒枣仁 15g，去代赭石，10 剂。另服桂枝茯苓胶囊（0.31g×50 粒）×3 盒。

2011 年 5 月 25 日四诊：眠安，苔白，脉弦细。

处方：原方 7 剂。

2011 年 6 月 1 日五诊：头痛改善，视力减退，苔白，脉弦细。

处方：原方加天龙 3 条。

此后每周复诊 1 次。

2011 年 8 月 30 日头颅 MRI：右侧额顶部头皮下软组织内有异常信号，提示良性囊肿性改变；颅内未见明显异常 MR 信号。以后每诊加用红豆杉 4g，或红景天 10g；2012 年起头痛明显改善，复视亦开始好转，仍无甘味，2013 年、2014 年夜尿增多，加用锁阳 10g，覆盆子 30g；2015 年加用胆南星 6g，山慈菇 6g，淡苁蓉 10g；2016 年味觉正常，夜尿正常，头痛消失，唯轻度复视。MRI 复查每年一次检查均属正常，已过 3 年。

2020 年 7 月 7 日市二院 CT：松果体肿瘤术后改变，脑实质密度均匀，增强前后未见明显占位影，各脑池、脑室形态大小正常，中线结构居中。诊断：松果体肿瘤术后改变，对比 2018 年 7 月 16 日前片相仿。

按语：松果体肿瘤多见于成人，生殖细胞瘤占 50% 以上，高度恶性，浸润性强，可沿脑脊液播散，中医分型多为痰湿内阻、气滞血瘀、热毒蕴结、肝肾阴虚、脾肾阳虚。此患者属痰湿内阻型，清阳不升，浊阴不降，气滞痰瘀，采用升清降浊，活血化瘀，化痰散结，最终临床治愈。

桂枝茯苓丸能够活血化瘀、缓消癥块，常用于妇科肿瘤，用于治疗松果体瘤，每次 5 粒，一日 3 次。

案 9　石淋（肾结石）

马某，男性，46 岁，农民。

初诊：2017 年 2 月 12 日。

主诉：腰酸痛数年。

症状体征：食欲正常，偶感无力，精神疲惫，苔薄腻，舌隐红，脉弦细。

病史：右肾结石 5mm×3mm，曾行碎石机治疗无效。

中医辨证：肾阴不足。

治法：滋肾排石。

处方：生地黄 30g，广金钱草 40g，广木香 10g，石韦 30g，路路通 10g，生大黄 10g，车前子 30g，瞿麦 30g。7 剂。

2017 年 2 月 19 日二诊：症详前，苔白，脉弦细。

处方：原方加川断 15g、怀牛膝 10g，7 剂。

2017 年 2 月 26 日三诊：腰酸，阳痿不举，苔白，脉弦细。

处方：淡苁蓉 15g，巴戟肉 15g，鹿角片 10g，川断 10g，仙茅 15g，广金钱草 40g，狗脊 10g，生黄芪 30g，菟丝子 10g，阳起石 15g。7 剂。

2017 年 3 月 5 日四诊：患者自觉性功能减退，舌淡，脉细。

续进原方加玛咖 6g，7 剂。

2017 年 3 月 12 日五诊：原方加杜仲 15g，7 剂。

2017 年 3 月 19 日六诊：患者从尿道夹血排出结石，大小 5mm×3mm，性功能恢复，自觉腰酸好转，使用原方一个月，患者痊愈。

按语：淋证分为气淋、血淋、劳淋、石淋、膏淋。本案为石淋，当利尿通窍排石，重用广金钱草，力强效佳，温肾通络，疗效叠加。

案 10　石淋（肾结石，糜烂性胃炎，慢性乙型肝炎）

叶某，男性，51 岁，居民。

初诊：2020 年 5 月 12 日。

主诉：血尿 1 周。

症状体征：尿色鲜红，量多，腰痛，上肢隐痛，口干，苔黄腻，脉细数。体温 37℃，脉搏 67 次 / 分，呼吸 18 次 / 分，血压 148/87mmHg，心律齐。

检查：尿常规正常，UA 448μmol/L，抗 Ku 抗体（＋）。

内镜检查提示复合性溃疡（胃溃疡、十二指肠斑样溃疡），慢性萎缩性胃炎伴糜烂。甲状腺超声提示双侧甲状腺（左侧大者 TI-RADS 5 级，右侧结节 TI-RADS 4 级）。胸部 CT 提示左上肺局限性肺气肿，两肺上叶微小结节 Lung-RADS2 类。泌尿系超声提示双肾结石，双肾囊肿。血管超声提示双侧颈动脉内中膜增厚。心脏超声提示左室舒张功能减退，三尖瓣轻度反流。

中医辨证：湿热下阻，脉络受损。

治法：清热化湿，宁络止血。

处方：小蓟 40g，广金钱草 40g，柴胡 10g，茅根 30g，白术 15g，山慈菇 6g，蒲公英 30g，薏苡仁 30g，川朴 6g，党参 15g。7 剂。

2020 年 5 月 19 日二诊：血尿减少，尿量增加，苔白腻，脉滑数。

处方：原方 14 剂。

2020 年 6 月 2 日三诊：续进中药以凉血利尿排石。

处方：小蓟 30g，广金钱草 40g，牡丹皮 10g，茅根 40g，山慈菇 6g，路路通 10g，生甘草 10g，滑石 30g，瞿麦 30g，蒲公英 30g，海金沙 10 包。14 剂。

2020 年 6 月 16 日四诊：腰酸痛，有下坠感，苔薄白，脉弦滑。

处方：原方 14 剂。

2020 年 6 月 30 日五诊：血尿中冲出小结石一颗，大小约 3mm，痛减，便畅，苔薄，脉和。

处方：原方 7 剂，巩固之。

按语：不通则痛，结石阻遏尿道，腰痛重坠难忍，时有鲜血尿出，使用大剂量广金钱草为主方能利尿排石，最多可用至 250g/ 次。

第六章
气血津液病证

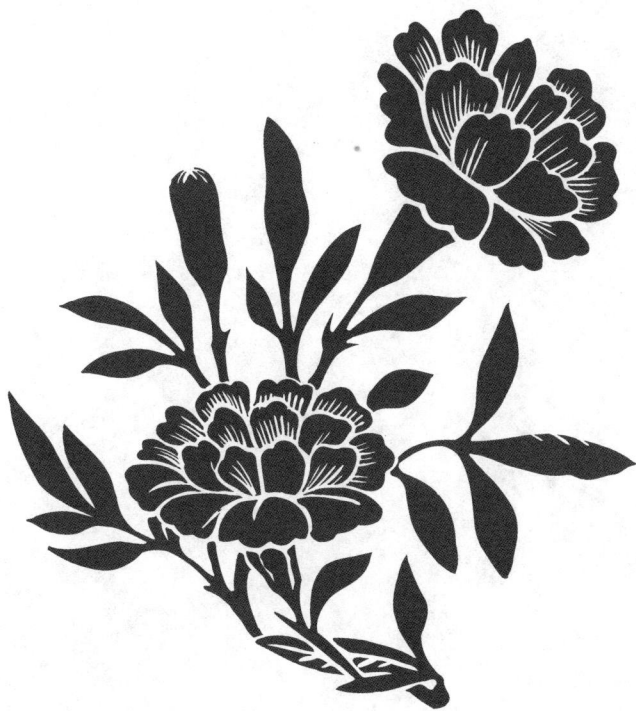

气、血、津液乃构成人体生命活动的基本物质。

气的推动、血的营养、津液的濡润各司其职。

气虚则低体温，易感冒，"邪之所凑，其气必虚"，生长发育迟缓，出汗，多尿，流涎，泄泻，滑脱，早泄。

血虚则头晕，目眩，月经不调；瘀则痛有定处。

津亏则口干，消渴，干燥，皮肤开裂，关节不润滑。

气血津液病证包括虚劳、瘿气、呕血、便血、崩漏、燥痹、气阴两虚、腋臭、瘾疹、湿疹、月经病、夹瘿、消渴病等。

案1　虚劳（甲状腺功能减退症）

贺某，女性，38岁，居民。

初诊：1993年6月7日。

主诉：周身浮肿1年。

症状体征：严重水肿，乏力，神倦，懒于言语，偶有畏寒，肩部皮肤明显松弛、下垂，头晕，站立不稳。舌淡胖，苔白腻，脉沉细。

中医辨证：肾气不足，肾阳虚衰。

治法：温肾益气。

处方：附子10g，肉桂末3g，熟地黄30g，山萸肉10g，牡丹皮10g，茯苓15g，党参15g，苍术15g，生黄芪30g，菟丝子15g，车前子30g。7剂。

建议：检测甲状腺功能。

1993年6月14日二诊：甲状腺功能提示 T_4 50.5nmol/L，

T_3 0.9nmol/L，TSH 8mIU/L。舌淡胖、苔白腻，脉沉细。

西医诊断：甲状腺功能减退症。

中医辨证：肾阳虚损。

治法：温补肾阳。

处方：原方去车前子，加仙茅 15g，巴戟肉 15g，7 剂。

1993 年 6 月 21 日三诊：虚肿消退，精神渐振，苔白腻，舌胖，脉沉细。

处方：附子 6g，肉桂末 3g，熟地黄 30g，巴戟肉 15g，山萸肉 10g，茯苓 15g，党参 15g，苍术 15g，黄芪 30g，仙茅 30g。7 剂。

1993 年 6 月 28 日四诊：患者能自主行走，手足渐暖和，能沟通交流，苔薄腻，舌胖，脉沉细。

处方：生黄芪 30g，附子 6g，党参 15g，茯苓 15g，菟丝子 15g，巴戟肉 15g，泽泻 15g，怀山药 15g，苍术 15g，淫羊藿 15g，鹿角片 10g。7 剂。

1993 年 7 月 5 日五诊：精神渐健旺，浮肿渐退苔，薄腻，舌胖，脉沉细。

处方：原方 14 剂，继续温阳化饮。

1993 年 7 月 19 日六诊：甲状腺功能提示 T_4 65nmol/L，T_3 1.1nmol/L，TSH 4mIU/L。仍以上方加减调理半年而愈，患者至今健在。

按语：本案患者甲状腺功能减退表现为严重的肾阳虚衰症状，如严重水肿，懒言，乏力，神倦，畏寒，脉沉细，必须"益火之源以消阴翳"，以金匮肾气汤为主方，温肾阳，消阴翳，提升甲状腺功能。

案 2　瘿气（甲状腺功能亢进症）

符某，女性，42 岁，居民。

初诊：2018 年 6 月 5 日。

主诉：急躁、易怒 2 年。

症状体征：情志抑郁，胸闷，心悸，手抖，眼突，纳旺，形瘦，体重减轻，颈部肿大，心烦，少寐，怕热多汗，大便干结，舌红苔黄，脉弦数。

检查：甲状腺功能提示 TT_3 5.4nmol/L，TT_4 165nmol/L，TSH 0.1mIU/L。

西医诊断：甲状腺功能亢进症。

中医辨证：肝火上炎。

治法：清肝泻火。

处方：龙胆草 10g，焦山栀 10g，柴胡 10g，生石膏 30g，麦冬 10g，炒枣仁 12g，夏枯草 10g，柏子仁 15g，生地黄 30g，竹叶 10g。14 剂。

2018 年 6 月 19 日二诊：肝火稍清，汗减，便通，苔黄，脉弦数。

处方：龙胆草 10g，山栀 10g，柴胡 10g，麦冬 10g，炒枣仁 12g，夏枯草 10g，生地黄 30g，姜半夏 10g，玄参 10g，石斛 10g。14 剂。

2018年7月3日三诊：手抖减轻，纳减，眠安，汗止，苔薄黄，脉弦数。

处方：竹叶10g，麦冬10g，玄参10g，北沙参10g，炒枣仁12g，夏枯草10g，石斛10g，焦山栀10g，枸杞子10g，生地黄30g。14剂。

2018年7月15日四诊：上方连服三个月，复查甲状腺功能T_3、T_4、TSH均恢复正常，诸症皆消。

之后，以六味地黄汤加玉竹30g、枸杞子15g、石斛10g，服用半年。

按语：本案系甲亢中之肝火亢盛者，以龙胆泻肝汤清肝泻火，治以养阴定心安神，不用海带、海藻、昆布等含碘物为妥。临证加减：养阴生津加天冬、麦冬、沙参、天花粉；增强消瘿散结作用加黄药子；心悸、失眠加酸枣仁、生地黄；肝风内动，手指颤抖，加石决明、钩藤；胃热亢盛，多食易饥，加石膏，清泻胃热；便溏次数多加白术、薏苡仁。黄药子消瘿散结作用大，但有肝脏毒性，应当注意控制剂量。

案3　咯血（胸膜炎）

周某，男性，64岁，居民。

初诊：1981年1月12日。

主诉：咯血2天。

症状体征：咯血、血色鲜红、量一般，伴左胸痛如刺。神倦，乏力，眩晕，微咳，喉痒，舌淡，苔中裂，脉弦数。

检查：X线透视检查提示左肺呈现大片浓密云絮状模糊影，其中可见密度减低区，左侧胸膜病变，右肺纹理增粗，肺透光度增高，纵隔略偏左（十年前曾患肺脓肿）。白细胞计数 $\geqslant 7.1 \times 10^9/L$，中性粒细胞比例93%，淋巴细胞比例7%。

中医辨证：痰瘀化热，血热妄行。

治法：清肺，化痰，凉血，宁络。

处方：黄芩10g，山栀10g，仙鹤草30g，旱莲草30g，参三七6g，花蕊石30g，浙贝母15g，羊乳30g，人中白30g，童便（一杯冲服）。3剂。

1981年1月15日二诊：服药1剂，血由红转紫，2剂血止，3剂血净。纳亦增，神清气爽，但呕脓样分泌物，轻度发热，体温37.7℃，苔微黄，脉弦数。

中医辨证：痰浊瘀血未清。

治法：清肺，化瘀，清浊。

处方：黄芩10g，山栀10g，仙鹤草30g，鱼腥草30g，羊乳30g，鸭跖草30g，浙贝母15g，芦根30g。

按语：本案患者有肺痈病史，咳嗽、咯血、咳痰不畅，伴低热，痰热灼伤肺络，亟宜清肺宁络。据笔者经验，童便止血疗效极佳。

案4　便血（上消化道出血）

胡某，女性，55岁，居民。

初诊：2020年3月17日。

主诉：黑便 2 天。

症状体征：时而腹痛，乏力，头晕，面白，口苦口渴，苔黄腻，脉弦数。

检查：大便隐血试验（++++）。

中医辨证：胃中积热。

治法：清胃泻火。

处方：制大黄 6g，黄连 6g，槐花 10g，生地榆 30g，石斛 10g，天花粉 10g，生地黄 30g，麦冬 12g，生白芍 15g，墨旱莲 30g。3 剂。

医嘱：忌粗糙、辛辣食物，忌食竹笋。

二诊：大便已软，便色仍黑，头晕，面白，乏力，口干，苔黄，脉滑数。

处方：制大黄 6g，槐花 10g，生地榆 30g，石斛 10g，天花粉 10g，党参 10g，麦冬 10g，芦根 30g，白及 6g，仙鹤草 15g。5 剂。

三诊：便色转黄、质软，眩晕好转，口润，苔白腻，脉滑数。

处方：党参 10g，茯苓 10g，白术 10g，甘草 6g，炒白芍 12g，石斛 10g，槐花 10g，枸杞子 10g，天花粉 15g，大枣 5g。5 剂。

按语：便血颜色暗红或黑色、量多，与大便混杂而下，病位多在胃及小肠。便血颜色鲜红，大便中带有血液，其病位多在大肠和直肠。便血当分远近，远血与胃相关，近血与结、直肠相关，远血色黑，近血色鲜。此案系远血无疑，当清胃泻火。

案5　崩漏（功能性子宫出血）

翟某，女性，16 岁，学生。

主诉：经血淋沥不尽半个月余。

症状体征：畏寒，头晕，目眩，面白，经色淡红，舌淡，脉细。

中医辨证：气不摄血，冲任失调。

治法：温阳益气，调补冲任。

处方：党参 15g，附子 6g，鹿胎膏 10g（烊冲），仙鹤草 30g，侧柏炭 15g，地榆炭 30g，生黄芪 30g，炒白术 15g。7 剂。

二诊：血已止，面白，眼睑淡，头仍晕，手足不温，舌淡胖，脉细。

治法：调补气血。

处方：党参 15g，白术 10g，茯苓 10g，炙甘草 10g，当归 10g，炒白芍 15g，熟地黄 30g，川芎 6g，枸杞子 10g，黄芪 30g，桂枝 6g，鹿胎膏 10g（烊冲）。

按语：室女气虚不固，冲任失调，遂致功血淋沥，以参附汤温经为核心，益以鹿胎膏调补冲任见效尤速。

案6　崩漏（功能性子宫出血）

王某，女性，39 岁，工人。

初诊：阴道出血 1 天。

症状体征：阴道出血，血色红紫 200 ~ 300mL/ 次，腹痛，面白，头晕，精神疲倦，心悸，口干，乏力，尿频，乳汁减少，夜不安寐，苔白腻，舌胖，脉沉细而数。

病史：产后 4 个月。

中医辨证：肝肾阳虚，气不摄血。

治法：滋补肝肾，益气摄血。

处方：红参 3g，附子 10g，炒蒲黄 10g，参三七 6g。2 剂。

二诊：1 剂止，2 剂愈，八珍汤善后加红参 3g、炒白术 12g、茯苓 10g、炙甘草 10g、炒当归 10g，5 剂。

按语：患者肝肾阳虚，出血量多，急拟参附阳汤温阳摄血，使血止而不留瘀，化瘀而新血生。

崩漏因冲任受损，治疗不外塞流、澄源、固本之法。

加味参附汤组成：红参 3g ~ 6g，附子 6g ~ 10g，炒蒲黄 10g ~ 15g（布包），参三七 3g ~ 6g。

《删补名医方论》曰："补后天之气无如人参，补先天之气无如附子，此参附汤之所由立也……二药相须，用之得当，则能瞬息化气于乌有之乡，顷刻生阳气于命门之内，方之最神捷者也。"蒲黄有收缩子宫作用，能缩短凝血时间；三七则能活血化瘀止血，是止血不留瘀之妙品，四药相配、既能塞流又能固本。

案 7　燥痹（干燥综合征，类风湿）

蒋某，女性，58 岁，居民。

初诊：2018 年 10 月 16 日。

主诉：口眼干燥 5 年。

症状体征：手指关节肿痛，右腕关节肿胀、活动不利，苔白腻，脉沉细。

检查：SSA（++），SSB（++）。

中医辨证：津亏液损，痹阻脉络。

治法：滋阴生津，通络和痹。

处方：生地黄 30g，当归 10g，枸杞子 10g，麦冬 10g，北沙参 15g，石斛 10g，芦根 30g，金雀根 30g，桃金娘根 30g，徐长卿 10g。7 剂。

2018 年 11 月 1 日二诊：伴有骨痛，苔白腻，脉弦细。

处方：原方加威灵仙 10g，7 剂。

2018 年 11 月 8 日三诊：诸症有所好转，舌淡苔薄白，脉弦细。

处方：原方加独活 10g，7 剂。

2018 年 11 月 29 日四诊：后脑勺痛，苔白腻，脉弦。

处方：珍珠母 30g，制首乌 15g，白蒺藜 10g，桑叶 10g，石斛 10g，金雀根 30g，藁本 12g，荆芥 12g，羌活 10g，当归 10g。7 剂。

2019 年 1 月 31 日五诊：头仍痛，目涩，鼻燥，苔白，脉弦。

处方：原方 7 剂。

2019 年 3 月 21 日六诊：右腕关节痛肿，口干，苔白，脉弦细。

处方：制首乌 10g，豨莶草 10g，红花 10g，石斛 10g，枸杞子 10g，当归 15g，赤芍 15g，麦冬 15g，忍冬藤 15g，土茯苓 30g。7 剂。

2019 年 3 月 28 日七诊：原方加金雀根 30g、岗稔根（桃金娘根）30g，7 剂。

2019 年 4 月 4 日八诊：纳逊，原方加炒谷芽 30g，7 剂。

2019 年 4 月 14 日九诊：血沉正常，腕关节肿退，不痹，苔白，脉弦。

处方：原方加夜交藤 15g，7 剂。

2019 年 8 月 16 日十诊：腕关节痛，眼、鼻干燥好转，苔薄，脉弦细。

处方：当归 15g，桂枝 6g，石斛 10g，首乌 30g，桑枝 30g，地龙 6g，乌梅 10g，玉竹 30g，麦冬 15g，金雀根 30g。7 剂。

前后调节半年，病情明显改善。

按语：病机十九条独缺燥证一条，但临床上不乏燥证病患，燥分温燥、凉燥。干燥综合征多属温燥，故以凉血润燥为治。

案 8 燥痹（干燥综合征）

吴某，女性，57 岁，居民。

初诊：2019 年 12 月 18 日。

主诉：口、舌、眼、鼻干燥 2 年余。

症状体征：关节疼痛，偶发皮疹，苔少，脉细。

检查：抗核抗体 1∶100，抗核提取物抗体 SSA（＋）；ALT 162U/L，AST 209U/L，ALP 132U/L，血糖 6.89mmol/L。

中医辨证：燥灼上窍，耗精损肾。

治法：润燥生津，补益肝肾。

处方：生地黄 30g，当归 12g，生黄芪 30g，茯苓 15g，石斛 10g，田基黄 30g，金银花 15g，石韦 15g，山萸肉 10g，龟甲 10g，谷精草 12g，乌梅 10g，玄参 10g。14 剂。

2020 年 1 月 3 日二诊：症详上，续进中药以润燥生津。

处方：原方 14 剂。

2020 年 1 月 7 日三诊：眼鼻渐润，口舌生津，苔白，脉细。

处方：原方加制首乌 20g，枸杞子 15g，14 剂。

2020 年 3 月 18 日四诊：ALT 62U/L，ALP 132U/L，血糖 6.59mmol/L，TC 6.8mmol/L。自觉燥热，不寐，舌干，脉细，续进中药以润燥生津。

处方：金银花 15g，垂盆草 15g，柴胡 10g，当归 10g，虎杖 30g，瘪桃干 30g，石斛 10g，乌梅 10g，炒枣仁 12g，玉竹 15g，百合 10g，葎草 30g。14 剂。

前后调理半年而愈。

按语：干燥综合征属于中医学燥痹范畴，由真阴不足、血热瘀滞、经脉痹阻、耗损津液引起，治疗当清热生津、养阴通络。重用生地黄、玄参、石斛促进唾液腺分泌，调节免疫。龟甲、生地黄能提高体内激素水平；金银花、玉竹能抑制免疫、抑制血管炎。不可使用抑制唾液腺分泌的燥湿药，如苍术、厚朴、砂仁、蔻仁、木香、乌药、香附等。

有的患者长期应用激素引起舌乳头增生，苔厚而不腻，口干少津，则不能作为湿重治疗。

案 9 气阴不足（低热）

汪某，女，44 岁，居民。

初诊：2013 年 3 月 3 日。

主诉：低热 2 年余。

症状体征：手足心热，午后热甚，体温 37.4 ~ 37.8℃，自汗，头晕，周身酸困，二便正常，苔薄白，脉细数。

中医辨证：气阴不足。

治法：甘温除热。

处方：生黄芪 15g，白术 10g，陈皮 6g，升麻 6g，柴胡 6g，当归 6g，石斛 10g。7 剂。

2013 年 3 月 10 日二诊：原方续进 14 剂。

2013 年 3 月 24 日三诊：低热退，汗出减，苔薄白，脉细数。

处方：原方加党参 10g，浮小麦 30g，北五味 6g，14 剂。

2013 年 4 月 7 日四诊：低热已清，精神好转。

处方：原方 14 剂，见愈。

按语：《脾胃论》曰："惟当以辛甘温之剂，补其中而升其阳。甘寒以泻其火则愈矣。"《素问·至真要大论》有言，"劳者温之""损者温之"。盖温能除大热，大忌苦寒之药损其脾胃。气阴不足，阳气亦虚，采用甘温除热，以补中益气汤加味，气液双补。

案 10　腋臭（狐臭）

马某，男，20 岁，学生。

初诊：2017 年 6 月 9 日。

症状体征：患者体质壮实，腋毛茂盛，汗腺分泌旺盛，气味甚重，苔黄腻，脉弦数。

病史：腋臭数年，深以为苦，难以合群，不愿手术。

中医辨证：汗腺旺盛，湿热阻络。

治法：清化湿热，芳香化浊。

处方：（外治法）九香虫 3g，香橼皮 6g，广木香 6g，白芷 10g，艾叶 6g，滑石粉 30g，薄荷 6g，千里光 15g。

上方研细末，布包夹腋下，夜间把手臂与胸部捆绑一起睡觉。

经用半月，臭气大减。又用半月，气味顿失。第二年初夏又用此法如法炮制，效佳。

按语：芳香药物可深入皮腠毛孔，其中艾叶有抗霉菌、燥湿敛汗作用。

案 11　瘾疹（荨麻疹）

王某，女，5 岁，儿童。

初诊：2012 年 4 月 11 日。

主诉：皮肤出现"风疹块"2 年。

症状体征：恶寒，皮疹色红，瘙痒，腹痛，便秘，苔薄黄，脉弦数。

中医辨证：风邪袭表。

治法：疏风解肌，调和营卫。

处方：荆芥 6g，防风 3g，地肤子 10g，白鲜皮 10g，赤芍 10g，白蒺藜 6g，浮萍 10g，蝉衣 3g，乌梢蛇 6g，萆草 15g，制大黄 10g。5 剂。

2012 年 4 月 16 日二诊：便畅，痒止，疹退，痛减，苔白，脉弦数，续进中药以凉血和荣。

处方：当归 10g，赤芍 10g，川芎 10g，生地黄 30g，黄芪 15g，制首乌 15g，白蒺藜 15g，荆芥 10g，防风 6g，甘草 6g，浮萍 10g，萆草 15g，蝉衣 3g。5 剂。

2012 年 4 月 21 日三诊：皮色正常，苔白，脉弦。

处方：黄芪 10g，白术 6g，防风 6g，浮萍 10g，西河柳 10g，荆芥 6g，地肤子 10g，萆草 15g。7 剂。

按语：肌腠不固，风热袭表，腑气不畅，则腹痛便秘，宜表里双解、疏风清热通便。

案 12　瘾疹（荨麻疹）

王某，女，51 岁，工人。

初诊：1973 年 9 月 11 日。

主诉：皮肤瘙痒数十年。

症状体征：瘙痒反复发作，春秋二季为甚，夜不成寐，时有耳鸣，苔薄腻，脉细数。

中医辨证：风热在表，营阴暗耗。

治法：疏风解表，养血调营。

处方：荆芥穗 15g，防风 10g，浮萍 15g，僵蚕 10g，乌梢蛇 15g，白蒺藜 10g，蝉衣 6g，夜交藤 30g，灵磁石 30g，萆草 30g，大生地 30g，当归 10g。14 剂。

1973 年 9 月 25 日二诊：疹退，寐安，痒减，苔净，脉细。

处方：荆芥穗 15g，防风 10g，清甘草 10g，生黄芪 30g，制首乌 20g，白蒺藜 10g，当归 12g，赤芍 15g，川芎 10g，乌梢蛇 10g，夜交藤 30g，萆草 30g。14 剂。

从此，患者诸症消失，睡眠安宁而愈。

按语：荨麻疹病情顽固，"治风先治血，血行风自灭"，然祛风必须凉血，加用乌梢蛇祛风通络、解毒止痒，收效更快。

案 13　浸淫疮（湿疹）

熊某，男，38 岁，军人。

初诊：2010 年 10 月 5 日。

主诉：双足湿疹约 2 个月。

症状体征：双足奇痒难忍，食欲不振，口干。视其皮疹红色有水，有抓痕，舌边红，苔黄腻，脉滑数。

中医辨证：风热夹湿。

治法：清热，燥湿，祛风。

处方：苍术 15g，黄柏 10g，薏苡仁 30g，白鲜皮 30g，地肤子 30g，土茯苓 30g，萆草 30g，苦参 10g，赤芍 15g，党参 12g。4 剂。

2010 年 10 月 19 日二诊：痒减，苔薄黄腻，脉弦，原方加金银花 10g，桑白皮 10g，玄参 10g，5 剂。

2010 年 10 月 23 日三诊：续进原方 5 剂。

2010 年 10 月 29 日四诊：左足皮肤剥脱，色红，右足拇趾剥脱，无渗出液，苔隐红，脉弦数。

处方：龙胆草 10g，山栀 10g，黄芩 10g，柴胡 10g，当归 10g，生地黄 30g，萆草 30g，徐长卿 10g，车前子 30g，生甘草 10g。3 剂。

2010 年 11 月 1 日五诊：余邪未清。

处方：原方加千里光 15g，5 剂，善后。

按语：湿性缠绵，治疗时首先采用苦寒燥湿祛风，旋以龙胆泻肝汤清利湿热。

案 14 月经先期

奚某，女，33 岁，工人。

初诊：2018 年 5 月 6 日。

主诉：月经先期 3 个月。

症状体征：月经量多、色鲜、先期 7 ~ 10 天，腹部不痛，腰酸乏力，烦热，舌隐红，苔薄黄，脉滑数。

中医辨证：冲任失和，气虚血热。

治法：调和冲任，益气凉血。

处方：生地黄 30g，炒当归 10g，炒白芍 15g，生黄芪 30g，生侧柏叶 15g，菟丝子 10g，玄参 10g，仙鹤草 15g，牡丹皮 6g，生地榆 15g，川断 10g。7 剂。

2018 年 5 月 13 日二诊：诸症有所好转，苔薄黄，脉滑数。

处方：原方加山栀 10g，旱莲草 15g，7 剂。

2018 年 5 月 20 日三诊：舌红，苔薄黄，脉滑数。

处方：生地黄 30g，山萸肉 10g，山药 10g，牡丹皮 6g，茯苓 10g，泽泻 10g，枸杞子 10g，黄芪 30g，生地榆 15g，阿胶 10g，女贞子 30g。7 剂。

2018 年 5 月 27 日四诊：本次月经提前 3 天来潮，量一般，5 天即净，腹不痛，苔薄白，脉滑数，拟调和气血。

处方：黄芪 30g，炒白芍 15g，生地黄 30 g，山萸肉 10g，牡丹皮 6g，阿胶 10g，枸杞子 12g，女贞子 30g，仙鹤草 15g，旱莲草 15g。7 剂。

续进中药调理 2 个月，经期准，前后仅差一天，气血渐旺。

按语：月经先期以实多虚少，多为血热于先、气虚于后，故以凉血调冲任养天癸，适当补肾固气而保无虞。

案 15　月经后期

单某，女，42 岁，工人。

初诊：2018 年 4 月 17 日。

主诉：月经后期、量少 2 个月。

症状体征：时发腹痛，腹部下坠感，神疲乏力，腰酸背痛，头晕目眩，苔白腻，舌暗淡，脉细。

检查：雌激素偏低。

中医辨证：冲任不调，肾虚血少。

治法：调和冲任，滋肾养血。

处方：当归 15g，川芎 15g，熟地黄 30g，赤芍 30g，益母草 30g，红花 10g，蒲黄 10g，淫羊藿 30g，巴戟天 15g。7 剂。

2018 年 4 月 24 日二诊：原方 14 剂。

2018 年 5 月 8 日三诊：腹痛减轻，本次月经仅推迟 4 天，量比之前增加，苔白腻，脉细。

处方：十全大补汤加益母草 30g，红花 6g，14 剂。

2018 年 5 月 22 日四诊：坚持以益气养血中药调理 2 个月，经期正常。

按语：月经后期，虚多实少，肾精暗亏，经血减少。调天癸贵在行血补肾，肾气充盛，则冲任调和，月事以时下。

案 16 闭经

潘某，女，45 岁，工人。

初诊：2013 年 7 月 12 日。

主诉：经闭半年多。

症状体征：小腹时隐痛，眩晕，乏力，畏寒腹冷，小便清长，面黄暗淡，舌淡紫，苔薄白，脉沉细。

中医辨证：冲任失和，气血瘀滞。

治法：调和冲任，活血通经。

处方：当归 20g，赤芍 15g，川芎 15g，熟地黄 30g，桃仁 10g，附子 6g，红花 10g，王不留行 15g，水蛭 3g，枸杞子 15g，莪术 15g。7 剂。

2013 年 7 月 19 日二诊：服药后无不适，苔薄白，脉沉细。

处方：原方 14 剂。

2013 年 8 月 2 日三诊：苔白腻，脉沉细。

处方：黄芪 30g，桂枝 10g，桃仁 10g，红花 10g，王不留行 15g，泽兰 10g，三棱 10g，五灵脂 10g，当归 15g，小茴香6g，淫羊藿 15g。14 剂。

2013 年 8 月 16 日四诊：以少腹逐瘀汤加减调理 2 个月，月经终于来潮，经量不多，小腹不痛，经色正常。

按语：闭经当分虚实，虚在肝肾不足、血虚精少，实在气滞血瘀、血不下行。本案闭经，为多标实，故先以少腹逐瘀汤为主行血通经，后以六味地黄汤加味善后收功。

案 17　瘰疬（颈部淋巴结结核）

柳某，女，86 岁，居民。

初诊：2016 年 4 月 3 日。

主诉：左侧颈部硬结 10 年。

症状体征：左侧颈部结节，质偏硬，大者如桂圆大，不红，无压痛，不热。乏力，体瘦，纳逊，面部及两手臂白癜风遍布，苔白腻，脉弦细。

中医辨证：痰气郁结。

治法：化痰解郁。

处方：山慈菇 6g，夏枯草 10g，牡蛎 10g，百部 10g，补骨脂 10g，当归 15g，赤芍 15g，无花果 15g，乌梅 10g，郁金 10g，姜半夏 10g，茯苓 10g。14 剂。

2016 年 4 月 17 日二诊：症如上述，苔薄白，脉弦细。

处方：原方 14 剂。

2016 年 5 月 1 日三诊：硬结松软，大小如旧。

处方：原方加皂角刺 10g，猫爪草 15g。

2016 年 5 月 15 日四诊：原方 14 剂。

2016 年 5 月 29 日五诊：续进原方半年，予白毛夏枯草外敷。

2016 年 11 月 29 日六诊：硬结缩小至蚕豆大，不痛，面部白癜风明显好转。

处方：原方加熟地黄 30g，紫草 10g，14 剂，续服半年余。

2017 年 5 月 16 日七诊：硬结如绿豆大，面部白斑消失，守原方 14 剂。

2017 年 5 月 30 日八诊：硬结已消，手部白癜风也色浓，守原方 14 剂。

2017 年 11 月 28 日九诊：患者形态丰满，精神振作，硬结消失，白癜风已愈大半。

处方：猫爪草 30g，赤芍 30g，牡丹皮 10g，当归 10g，熟地黄 30g，川芎 10g，海藻 10g，山慈菇 6g，柴胡 10g，补骨脂 15g。14 剂。

上方加减治疗半年，颈部硬结完全消散，面部白癜风痊愈，手臂尚留皮损。

按语：本案为瘰疬在颈部，系痰气瘀积所致。治宜活血开郁，理气化痰散结，气血流畅，则正气来复。

案 18　消渴（糖尿病）

郑某，女性，66 岁，居民。

初诊：2016 年 3 月 6 日。

主诉：患有糖尿病 10 年。

症状体征：头晕耳鸣，腰膝酸软，尿频量多，目眩口干，皮肤干燥，舌隐红，少苔，脉细数。

检查：空腹血糖 16mmol/L。

既往用药：格列齐特缓释片，每次 60mg，1 次 / 日；盐酸二甲双胍肠溶片，每次 0.5g，2 次 / 日。

西医诊断：糖尿病。

中医辨证：肝肾阴虚。

治法：补益肝肾，养阴生津。

处方：生地黄 30g，山萸肉 10g，牡丹皮 6g，茯苓 10g，泽泻 10g，怀山药 10g，知母 30g，黄柏 6g，龟甲 10g，枸杞子 15g，黄芪 30g，天花粉 15g，石斛 10g，北沙参 15g。14 剂。

医嘱：每晚散步 1000 步。

二诊：餐后 2 小时血糖 13.2mmol/L，糖化血红蛋白 8.5mmol/L。口润，目清，苔少，脉细数。

处方：原方去黄芪、北沙参，加麦冬 10g、鬼箭羽 15g，14 剂。

三诊：大便偏多，苔薄，脉细。

处方：原方去天花粉、龟甲，加益智仁 10g、锁阳 10g，14 剂。

四诊：尿量略减，苔薄，脉细。

处方：原方续进 14 剂。

五诊：精神好转，尿量减少，苔薄，脉细。

处方：原方续进 14 剂。

六诊：复查空腹血糖 6.7mmol/L，苔白，脉细。

处方：原方续进 14 剂（停服格列齐特片）。

七诊：餐后 2 小时血糖 7.7mmol/L，糖化血红蛋白 7.8mmol/L。患者精神振作，皮肤润滑，苔薄，脉细。

处方：生地黄 30g，山萸肉 10g，牡丹皮 6g，怀山药 10g，泽泻 10g，茯苓 10g，鬼箭羽 15g，石斛 10g，枸杞子 15g，黄芪 30g，玉米须 30g。14 剂。

中药原方加减调理 2 个月。二甲双胍减量，每次 0.5g，1 次 / 日，血糖一直稳定。

按语：王焘的《外台秘要》曰："消渴饮水多，小便数，无脂似麸片甜者，皆消渴病也。"朱丹溪在《丹溪心法·消渴》中提出治消渴应："养肺、降火、生血为主。"李梴的《医学入门·消渴》曰："消渴初宜养肺降心，久则滋肾养脾。盖本在肾，标在肺，肾暖则气上生而肺润，肾冷则气不上生而肺焦，故肾气丸为消渴良方也。然心肾皆通于脾，养脾则津液自生，参苓白术散是也。"

本案乃肝肾阴虚所致的消渴，宜滋养肝肾、益精生血，配合散步锻炼，可取得短期疗效。

第七章

经络肢体病证

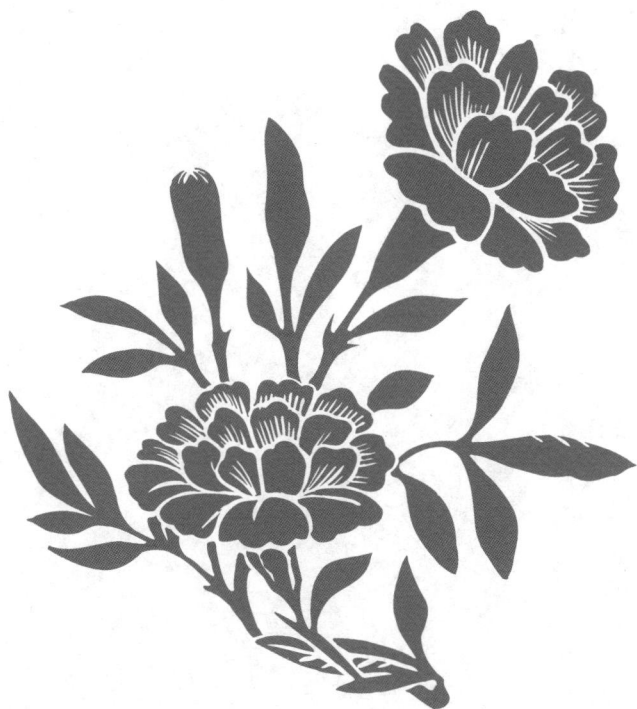

经络遍布一身，无处不达，瘀滞则"不通则痛"，必须通过疏经通络，"通则不痛"，得以恢复。经络气血逆乱则头重肿胀，眩晕仆跌，昏不知人。肢体易受风、寒、暑、湿、燥、火六淫之邪侵袭而成痹症、痿症、头痛、脚气、肩痹、扁平疣，或者风寒湿热壅滞，气血不畅致脱疽、斑秃、痤疮、疔疮等病。

案1　少阳头痛（血管神经性头痛）

黄某，女，32岁，居民。

初诊：2013年3月18日。

主诉：左侧太阳穴附近疼痛1周。

症状体征：劳累、紧张诱发头紧缩感，头痛剧烈发作多次，畏风，苔薄腻，脉弦。

中医辨证：少阳头痛。

治法：疏风通络止痛。

处方：柴胡10g，川芎15g，荆芥10g，防风6g，细辛3g，白芷6g，百部6g，羌活10g，僵蚕6g，延胡索10g，丹参30g，茯苓10g，白菊10g。7剂。绿茶一小撮为引。

2013年3月25日二诊：头痛改善，精神舒展，苔薄，脉和，原方去延胡索，加蔓荆子10g，7剂。绿茶一小撮为引。

2013年4月4日三诊：笔者以十全大补汤加蔓荆子10g，白菊10g，14剂。头痛2年未犯。

按语：少阳头痛包括偏头痛（现代多属血管神经性头痛），由外感风寒引发，或由思虑、精神紧张引起，笔者每以川芎茶调散疏调少阳，需加绿茶一撮作为药引，常常收效明显。

案 2　脚气

徐某，男性，35 岁，军人。

主诉：双腿肿数年。

症状体征：苔白厚腻，脉细滑。

个人史：患者长期居住在山顶潮湿环境中。

中医辨证：寒湿痹证。

治法：温阳除湿。

处方：桑叶 15g，姜黄 10g，桔梗 6g，生姜 10g，木瓜 10g，化橘红 6g，槟榔 10g，薏苡仁 30g，牛膝 15g，菟丝子 15g。7 剂。

二诊：肿稍退，苔渐化，原方加党参 15g、藿香 10g，7 剂。

三诊：症状消失，苔白腻，脉和缓。

处方：五苓散 7 剂，善后。

按语：患者为驻扎在山顶的军人，被褥阴湿，下肢浮肿乃脚气为病，以鸡鸣散加味治疗效果出乎意料。

案 3　扁平疣

袁某，男，42 岁，农民。

初诊：10 月 9 日。

主诉：面部扁平疣 2 个月。

症状体征：面部扁平疣，色淡，呈米粒大小，质地不坚，压之无痛，苔薄白，脉浮滑。

中医辨证：风热袭表。

治法：疏风清热，泄毒解表。

处方：桑叶 10g，黄菊 6g，桔梗 6g，连翘 6g，酸枣仁 6g，薄荷 6g，千里光 10g，珍珠母 15g，土茯苓 15g。10 剂。

10 月 21 日二诊：原方去千里光，加板蓝根 15g，薏苡仁 15g，10 剂。

11 月 1 日三诊：疣症渐退，色素未消，苔薄，脉浮。

处方：白芷 6g，丹参 15g，桑叶 6g，黄菊 6g，板蓝根 15g，珍珠母 15g，土茯苓 15g，连翘 6g，薏苡仁 10g，甘草 6g。10 剂，调理 1 个月治愈。

按语：扁平疣病位在体表，与"肺合皮毛"相关，宜疏风清热、泄毒解表，效果明显。临床当分辨风热遏表与痰瘀郁表。风热遏表则病程短，疣色浅，颗粒小；痰瘀郁表则病程长，疣色深，颗粒大。笔者撰写的《中医药治疗扁平疣 60 例》发表于《实用中西医结合杂志》1998 年 11 卷第 5 期。

案 4　脱疽（血栓闭塞性脉管炎）

章某，男，23 岁，居民。

初诊：5 月 5 日。

症状体征：行走困难，右侧大拇趾发黑，足背动脉搏动不显，经查为血栓闭塞性脉管炎，苔白，舌紫，脉细涩。

中医辨证：血瘀肝经。

治法：活血化瘀通经。

处方：玄参 10g，当归 10g，忍冬藤 30g，牛膝 15g，红花 10g，地龙 6g，沙氏鹿茸草 10g。3 剂。

5 月 9 日二诊：症同上述，苔白，舌紫，脉细涩。

处方：原方 5 剂。

5 月 14 日三诊：皮色改善，感觉好转，苔白，脉细。

处方：玄参 15g，当归 15g，忍冬藤 30g，红花 10g，赤芍 30g，黄芪 30g，甘草 10g，牛膝 15g，地龙 6g。40 剂（带回）。

6 月 27 日四诊：症状改善，苔白，脉细。

处方：原方加毛冬青 10g，30 剂。

8 月 4 日五诊：以八珍汤加黄芪 30g、红花 10g，善后。

按语：脱疽乃气血蕴阻足趾脉络，使用四妙勇安汤加沙氏鹿茸草、红花、地龙等疗效甚好。

案 5　脱疽（血栓闭塞性脉管炎）

金某，男，32 岁，工人。

主诉：右足五趾、左足四趾均紫黑 2 年余。

症状体征：右足背静脉搏动消失，畏寒，足痛步艰，苔白腻，脉细涩。

中医辨证：寒凝血脉。

治法：温经通脉。

处方：桂枝 10g，玄参 15g，当归 15g，红花 10g，毛冬青 30g，丹参 30g，忍冬藤 30g，怀牛膝 15g。14 剂。

二诊：药后症状有所改善，守原方 14 剂。

三诊：右足趾渐红，苔白腻，脉细。

处方：桂枝 10g，羌活 10g，秦艽 10g，红花 10g，毛冬青 30g，忍冬藤 30g，怀牛膝 15g，当归 15g。14 剂。

四诊：左足趾也有所改善，苔白腻，脉细。

处方：原方加黄芪 30g，熟地黄 30g，14 剂。

前后调理 3 个月后治愈。

按语：脱疽以寒凝脉痹居多，温阳通脉是为治疗大法，本案以四妙勇安汤温通之。

案 6　肩痹（肩周炎）

洪某，男，51 岁，居民。

主诉：右肩膀疼痛 1 年余。

症状体征：不能上举、回后，不能抬物，不能右卧，遇寒加剧，疼痛，肩周肌肉萎缩，乏力，苔白腻，脉浮滑。

中医辨证：肝肾亏虚，寒湿痹阻。

治法：暖肾养肝，温经散寒。

处方：制川乌 10g，当归 15g，赤芍 30g，川芎 15g，豨莶草 15g，桂枝 10g，生黄芪 30g，桑枝 30g，制首乌 15g，细辛 3g，艾叶 6g，丝瓜络 10g。7 剂。

针刺：肩髃、肩井、曲池、巨骨、臑俞、肩髎。

二诊：肩痛减轻，嘱患者回家后每天以右手爬墙往上抬举，苔白腻，脉弦滑。

处方：熟地黄 30g，当归 15g，制川乌 10g，赤芍 30g，川芎 15g，威灵仙 15g，羌活 10g，细辛 3g，徐长卿 10g，生黄芪 30g，红花 6g。7 剂。

针刺：肩髃、肩髎、肩内、肩井、巨骨。

三诊：右肩能上举些，痛已减轻，苔白腻，脉弦滑。

处方：原方 14 剂。

针刺：穴位同上。

四诊：疼痛明显减轻，已能后举，苔白腻，脉弦滑。

处方：生黄芪 30g，桂枝 10g，当归 10g，五加皮 10g，红花 6g，赤芍 30g，附子 6g，桑枝 30g，僵蚕 6g，延胡索 12g，秦艽 10g，海风藤 15g。14 剂。

针刺：穴位同上。

三个月来，针药并施，肩部疼痛消失，活动自如，肩关节周围肌肉恢复。

按语：肩周炎，又名五十肩、漏肩风、肩痹，在五十岁左右年龄段最易发生。肝肾亏损是该病的内在主因，外感风寒湿邪是外来次因。"六八，阳气衰竭于上，面焦，发鬓斑白；七八，肝气衰，筋不能动，天癸竭，精少，肾脏衰，形体皆极……""正气存内，邪不可干，邪之所凑，其气必虚"。本案以温补肝肾、疏经活络为治，配合针刺，针药并施，见效更快。

案 7　斑秃

范某，女，35 岁，职工。

初诊：2018 年 3 月 3 日。

现病史：患者近日无明显诱因发现头部左耳尖上一寸及头顶部斑秃，面积如二分硬币大小。追问病史，患者回忆数年前也有类似发作，采用普鲁卡因针封闭治疗而愈。这次因精神紧张，心胸郁闷，伴有不寐，心悸乏力，患者不愿再接受封闭治疗。苔薄，脉弦细。

中医辨证：肝郁气滞，血不滋发。

治法：疏肝解郁，养血生发。

处方：柴胡 12g，丹参 30g，干姜 6g，山萸肉 10g，制首乌 15g，桑椹子 15g，香附 10g，当归 15g，黄芪 30g，郁金 10g，珍珠粉 0.3g，熟地黄 30g。7 剂。

2018 年 3 月 10 日二诊：药后感到皮损处发痒，苔白，脉弦细。

处方：原方加沙苑子 15g，7 剂。

2018 年 3 月 17 日三诊：皮损中几根头发已出，苔白，脉弦细。

治法：疏肝解郁，活血补肾。

处方：柴胡 10g，当归 15g，赤芍 15g，川芎 15g，丹参 30g，制首乌 15g，桑椹子 15g，沙苑子 15g，僵蚕 6g，熟地黄 30g。7 剂。

2018 年 3 月 24 日四诊：皮损处新发渐生，苔白，脉细。

处方：原方 7 剂。

2018 年 3 月 31 日五诊：苔白，脉细。

处方：柴胡 10g，当归 10g，香附 10g，玫瑰花 6g，赤芍 15g，橘叶 10g，制首乌 15g，桑椹子 15g，僵蚕 6g，川芎 10g，熟地黄 30g。7 剂。

2018 年 4 月 7 日六诊：新发渐生，有几根黑发长出，苔白，脉细。

处方：制首乌 30g，桑椹子 30g，山萸肉 10g，当归 15g，赤芍 30g，川芎 15g，荆芥 10g，僵蚕 6g，熟地黄 30g，红花 10g。7 剂。

2018 年 4 月 14 日七诊：苔白，脉细。

处方：原方 7 剂。

2018 年 4 月 21 日八诊：新发续长，苔白，脉细。

处方：原方 7 剂。

2018 年 4 月 28 日九诊：心悸，新发续生，精神好转，苔白，脉细。

处方：制首乌 30g，茯神 15g，远志 6g，丹参 30g，川芎 15g，山萸肉 10g，当归 10g，酸枣仁 10g，僵蚕 6g，枸杞子 15g。7 剂。

2018 年 5 月 5 日十诊：新发续长，苔白，脉细。

处方：熟地黄 30g，怀山药 15g，牡丹皮 6g，茯苓 12g，泽泻 10g，山萸肉 10g，制首乌 30g，当归 15g，赤芍 15g，枸杞子 15g。7 剂。

又续服 3 个月，新发长出，原来的白发下端长出黑发来。

按语：发乃血之余，此案患者精神紧张系情志所致，气血紊乱，多次斑秃，以健脾生血为治，采用归芍六味调理。

案 8　斑秃（伴尿失禁，阴道壁膨出）

覃某，女，44 岁，职工。

初诊：2020 年 3 月 22 日。

主诉：斑秃 3 个月。

症状体征：患者头顶有 4 个皮损，每个皮损 2 分硬币大小，左耳上一个斑秃，约 5 分硬币大小，有脱发，尿失禁，阴道壁膨出，食欲、睡眠尚正常，苔白腻，脉细。

中医辨证：中气下陷，血不养发。

治法：升举中气，养血生发。

处方：生黄芪 30g，白术 10g，陈皮 6g，升麻 6g，柴胡 6g，玄参 10g，当归 12g，桑椹子 15g，制首乌 30g，熟地黄 30g，桑螵蛸 10g。7 剂。

2020 年 4 月 5 日二诊：锁阳 30g，金樱子 30g，枸杞子 10g，黄芪 30g，桑椹子 30g，菟丝子 10g，当归 10g，赤芍 10g，红花 10g，山萸肉 10g，制首乌 15g，升麻 6g。7 剂。

2020 年 4 月 12 日三诊：有新发少许，苔白，脉细。

处方：原方加夏枯草 10g，山慈菇 6g，14 剂。

2020 年 6 月 28 日四诊：脱发好转，新发续长，阴道壁回缩，小便正常能控制。苔白，脉细。

处方：制首乌 30g，桑椹子 30g，升麻 6g，川芎 10g，熟地黄 30g，菟丝子 10g，黑大豆 30g，红花 6g，当归 15g，赤芍 30g。14 剂。

按语：此案与精神紧张相关，患者长期气血不充、血不上承而斑秃，气不固摄而尿失禁、阴道壁膨出，经大补元气升举清阳而后愈。

案9 痤疮（青春痘）

马某，男性，17岁，学生。

主诉：痤疮1年余。

症状体征：额头、二颊痤疮累累，有破头的、有化脓的，下颌也有少数痤疮，后颈也有几颗痤疮，苔黄腻，脉弦滑数。

中医辨证：肺热化火。

治法：清肺，泄热，凉营。

处方：鱼腥草30g，桑叶15g，珍珠母30g，野菊花15g，紫花地丁30g，龙骨15g，桔梗6g，黄芩10g，牡丹皮10g，生地黄30g，生甘草10g。7剂。

二诊：痤疮稍隐，苔黄，脉滑数。

处方：原方加连翘10g，紫背天葵15g，7剂。

三诊：无新发痤疮，原有痤疮均隐，脉滑。

处方：原方加萹草30g，地肤子30g，7剂。

四诊：痤疮隐，痒止，色素沉着，苔白腻，脉滑数。

处方：鱼腥草30g，白芷10g，野菊花20g，土茯苓30g，牡丹皮10g，生地黄30g，赤芍15g，苦参10g，白鲜皮15g，生甘草10g。7剂。

按语：痤疮在不同年龄段皆可发生，尤以青春期为甚，"肺合皮毛"，面部分区而治，肺火上逆则二颧为多，脾火上逆则口周为甚，肝火上逆则额头为最。痤疮严重者满脸遍布，发痘溃脓，皮色斑驳，亟宜苦寒直折。亦有为数不多，此起彼伏，与进食刺激性食物以及生活习惯相关。本病治以清肺泄火为主，佐以凉血和营，药选鱼腥草、野菊花、紫花地丁、珍珠母等，待痤疮隐退后，以丹参、白芷、白蒺藜、牡丹皮消除遗留色素。

案 10　奔豚气（胰腺癌术后）

潘某，女性，62 岁，居民。

初诊：2019 年 7 月 16 日。

主诉：脐下气上冲胸 2 年。

症状体征：患者自胰腺癌手术后，时发脐周鼓气疼痛犹如伏梁，有时感盘绕腹部胀闷不息，无矢气，无嗳气，苦痛难熬，睡时也会痛醒，苔白腻，脉沉细。

中医诊断：奔豚气（阴邪上逆证）。

治法：理气，导滞，降逆。

处方：紫石英 15g，黄芩 10g，炒白芍 15g，川芎 15g，当归 15g，桂枝 12g，生姜 6g，葛根 15g，天花粉 15g，八月札 12g，莱菔子 30g。7 剂。

2019 年 7 月 23 日二诊：诸症未见改善，气上冲胸疼痛如初，苔白，脉沉细。

处方：原方加僵蚕 6g，徐长卿 10g，红藤 30g，楝根皮 30g，7 剂。

2019年7月30日三诊：夜间能安睡不痛，白天翻滚疼痛但似有减轻，矢气渐通，苔薄白，脉沉细。

处方：原方去天花粉、莱菔子、红藤，加延胡索15g，7剂。

2019年8月6日四诊：疼痛渐缓和。

以原方加减3个月。

按语：东汉末年的《金匮要略》中记载了奔豚气这个病。"发汗后，烧针令其汗，针处被寒，核起而赤者，必发奔豚，气从少腹上至心，灸其核上各一壮，与桂枝加桂汤，更加桂二两也。""奔豚病，从少腹起，上冲咽喉，发作欲死，复还止，皆从惊恐得之。""奔豚，气上冲胸，腹痛，往来寒热，奔豚汤主之。"本案以奔豚汤合桂枝加桂汤温阳降逆，加紫石英之重镇，收效良好。

案11 对口疔（毛囊炎）

袁某，男性，23岁，职工。

初诊：2020年5月28日。

主诉：后颈发际毛囊炎红肿3天。

症状体征：后颈项中局部红肿热痛如皮球大小，发热，体温38℃，少食少寐，颈项剧痛，旋转困难，苔黄腻，脉滑数。

检查：白细胞计数10.5×10^9/L，中性粒细胞绝对值6.7×10^9/L。

中医辨证：湿热毒壅。

治法：清热，解毒，化湿。

处方：金银花15g，连翘15g，防风6g，白芷10g，当归

15g，生甘草 10g，浙贝母 12g，天花粉 15g，皂角刺 10g，紫花地丁 30g，千里光 30g，三叶青 10g。3 剂。

2020 年 5 月 31 日二诊：肿退、痛止、热消、红消，能吃能睡，苔薄白，脉滑。

续进原方出入。

处方：金银花 10g，连翘 10g，防风 6g，白芷 6g，当归 10g，天花粉 10g，紫花地丁 15g，千里光 15g，三叶青 10g，甘草 6g。3 剂。

按语：湿热毒邪，蕴结督脉，红肿热痛之极，位置与口相对，故称对口疔，属于外科重证，以仙方活命饮，清热泄毒，红退、肿消、热减、痛止，炎症迅速控制。

案 12　偏矮

马某，男性，15 岁，学生。

初诊：2018 年 6 月 19 日。

症状体征：偏矮，不胖不瘦，纳少，乏力，喜睡，小便正常，大便不畅，患者要求增高。苔白腻，脉浮滑。

体重 30kg，身高 150cm，父母均偏矮。

中医辨证：先天不足，脾虚气弱。

治法：振奋脾阳，补气滋肾。

处方：太子参 10g，生黄芪 30g，炒白术 15g，茯苓 12g，补骨脂 10g，升麻 3g，当归 10g，鹿角片 3g，龟甲 6g，沙苑子 10g，淫羊藿 6g。14 剂。

2018年7月3日二诊：精神好转，睡眠正常，苔白腻，脉浮滑。

处方：原方14剂。

2018年8月7日三诊：自觉食欲增强，大便正常，睡眠正常，苔白腻，脉滑。

处方：黄芪30g，炒白术10g，茯苓10g，补骨脂12g，升麻3g，当归10g，鹿角片3g，龟甲10g，沙苑子10g，淫羊藿10g。14剂。

2018年8月21日四诊：身高164cm，体重34kg。

处方：原方14剂。

按语：决定生长发育身高的关键因素是脾气健壮、肾气充足。脾乃后天生发之本。肾主骨生髓乃先天之本，主骨骼发育，尤其对股骨增长很重要。重用黄芪、补骨脂、淫羊藿能调节下丘脑-垂体-性腺轴，促使成骨细胞活跃、骨发育加强，从而收到显著疗效。

案 13 蛲虫病

李某，男性，6岁，幼儿。

初诊：2010年3月10日。

主诉：肛门痒1个月余。

症状体征：晚间发现患儿肛门口有蛲虫出现，纳减，腹隐痛，苔白腻，脉沉数。

家长反映幼儿园有患蛲虫病的小朋友。

中医辨证：湿热下注。

治法：清热利湿，整肠驱虫。

处方：使君肉 10g，太子参 10g，鹤虱 6g，苦楝皮 10g，川椒 3g，黄连 3g，熟大黄 3g。5 剂。

2010 年 3 月 17 日二诊：腹痛消退，苔化，脉滑。

处方：原方加白术 6g，白芍 6g，5 剂。

2010 年 3 月 24 日三诊：大便检查发现蛲虫卵消失，续以中药健脾化湿。

处方：太子参 10g，白术 6g，茯苓 6g，炒白芍 6g，使君肉 10g，苦楝皮 10g，枳壳 3g，桂枝 3g，青皮 3g。5 剂。

按语：蛲虫病是肠道寄生虫病之一，在幼儿园里尤易传染，家庭中大人小孩可互相传播，治疗上除了驱虫还要清化肠道外部环境，勤洗手、洗屁股、更换内裤，饮食宜清淡易消化。

案 14 蛔厥（胆道蛔虫病）

沈某，男，6 岁，儿童。

初诊：2019 年 9 月 10 日。

主诉：突发上腹剧痛 1 天。

症状体征：呕吐，多涎，面色㿠白，四肢厥冷，便秘，腹部痛而拒按、肠形明显，苔白腻，脉浮紧。

中医诊断：蛔厥（寒热错杂证）。

治法：辛开苦降，温胃安蛔。

处方：乌梅 10g，细辛 1g，桂枝 5g，附子 3g，川椒 3g，干姜 3g，黄连 3g，莱菔子 15g，熟大黄 3g，使君肉 6g，苦楝皮 10g。3 剂。

2019 年 9 月 13 日二诊：药后一剂痛止，二剂泻下蛔虫 2 条，三剂而愈，以异功散加使君肉 6g，鸡内金 6g，3 剂收功。

按语：《金匮要略》曰："蛔厥者，当吐蛔，今病者静而复时烦，此为藏寒，蛔上入膈，故烦，须臾复止，得食而呕，又烦者，蛔闻食臭出，其人当自吐蛔。蛔厥者，乌梅丸主之。"恣食生冷甜食，最易蕴湿化热，感染蛔虫。一旦肠道失和，则扰动不已，蛔虫更喜窜动孔窍，常发于胆道入口处。蛔虫闻酸即止，闻辛即伏，闻甘即起，闻苦即定，故以乌梅汤为主方，寒温并用，见效如桴鼓相应。

案 15　高热（钩端螺旋体病）

贺某，男，36 岁，农民。

初诊：1970 年 8 月 10 日。

主诉：突发高热 1 天。

症状体征：头痛如劈，结膜充血，面部绯红如醉酒貌，腓肠肌胀痛，压之尖叫，全身乏力，难以站立，浅表淋巴结肿痛，腹股沟为甚，苔黄腻，脉滑数洪大。体温 40℃。

西医诊断：钩端螺旋体病（流感伤寒型）。

中医辨证：阳明实热证。

流行病学：夏收夏种季节、局部流行区域。

治法：常规采用大剂量青霉素滴注，但青霉素皮试阳性，中药拟以清气化热、凉血通络为法治疗。

处方：生石膏 60g，知母 30g，牡丹皮 10g，薏苡仁 30g，龙胆草 10g，仙鹤草 30g，旱莲草 30g，怀牛膝 15g，忍冬藤 30g，七叶一枝花 30g。2 剂。

1970 年 8 月 12 日二诊：二剂热退，结膜充血消退，体凉痛止，苔白腻，脉和。

处方：原方 3 剂。

1970 年 8 月 15 日三诊：淋巴结肿消退，早期及恢复期两份血清，抗体对照上升 4 倍以上。

按语：此案为钩端螺旋体病流感伤寒型，属于中医阳明气分实热证，以白虎汤加味佐以泻肝泄毒，药到病除，疗效不亚于青霉素滴注。

案 16　带下病（阴道炎）

郑某，女，47 岁，居民。

初诊：2018 年 4 月 24 日。

主诉：带下半年余。

症状体征：白带黄白相兼、臭水多，下身痒，小腹隐痛，苔黄腻，脉滑数。

妇科检查：阴道炎。

中医辨证：湿热带下。

治法：清热利湿。

处方：黄柏 10g，椿白皮 30g，白莲须 15g，土茯苓 30g，熟地黄 30g，鸡冠花 10g，芡实 30g，金樱子 15g，白毛藤 30g，地肤子 30g。5 剂。

外用方：蛇床子 30g，苦参 30g，艾叶 30g。煎汤外洗阴部，一日 2 次。

2018 年 4 月 29 日二诊：痒止，白带明显减少，苔白，脉滑数。

处方：原方 14 剂。

外洗方同上。

带清，气畅而愈。

按语：湿热蕴滞带脉，白带黄浊臭秽，遂以中药清化湿热，则带清神爽。

清带合剂：黄柏 10g，椿皮 30g，土茯苓 30g，白莲须 15g，熟地黄 30g，鸡冠花 15g，芡实 30g，金樱子 30g，白毛藤 30g。配合外洗以提高疗效。

案 17　热痹（痛风）

陈某，女性，67 岁，居民。

初诊：2018 年 5 月 6 日。

主诉：右侧足大趾近节趾骨与第一跖骨的关节处红肿热痛 1 周。

症状体征：难于开步，口干口苦，尿热而少，苔薄黄，脉弦数。

西医诊断：痛风。

中医辨证：热痹阻络。

治法：清热，燥湿，通络。

处方：生地黄 30g，忍冬藤 30g，生石膏 30g，知母 30g，柴胡 10g，苍术 10g，羌活 10g，威灵仙 10g，怀牛膝 10g，牡丹皮 6g，赤芍 30g。7 剂。

外敷四黄散。

二诊：红热清，仅肿痛，苔薄黄，脉弦滑数。尿酸 465μmol/L。

处方：原方加虎杖 30g，7 剂。外敷四黄散。

三诊：痛感减，能着地，苔薄黄，脉弦数。

处方：原方加桑枝 30g，马齿苋 30g，牡蛎 30g，7 剂。外敷四黄散。

四诊：痛止肿退，苔薄，脉细。

处方：生地黄 30g，赤芍 30g，牛膝 10g，马齿苋 30g，威灵仙 10g，牡蛎 30g，羌活 10g，秦艽 10g，桑寄生 10g，细辛 3g，甘草 6g。7 剂。

五诊：痛风渐消退，以知柏地黄汤善后。

处方：马齿苋 30g，知母 30g，黄柏 6g，生地黄 30g，山萸肉 10g，牡丹皮 10g，牡蛎 30g，茯苓 15g，泽泻 10g，山药 10g，羌活 10g，威灵仙 10g。7 剂。

一个月后，尿酸 270μmol/L，步履正常。

按语：风湿热痹，红肿热痛，局限于右侧足大趾近节趾骨与第一跖骨的关节处，患者不能步行，甚为痛苦，予中药苦寒清热，佐以祛风抗酸通络，配以四黄散（黄芩、黄连、黄柏、大黄）外敷，见效更快。

案 18　尪痹（类风湿关节炎）

陈某，女性，60 岁，居民。

初诊：2019 年 3 月 5 日。

主诉：关节疼痛肿胀变形 20 余年，近 1 个月加重。

症状体征：双手腕、指关节肿胀变形，不能屈伸，双足踝、膝关节肿胀疼痛不能步行，畏寒，心悸，焦虑，纳差，苔白腻，脉沉细。

病史：2018 年 3 月在市某医院行肺腺癌切除术后出院。未见咳嗽、胸痛、气促等症状。

中医诊断：尪痹（痰瘀互结证）。

治法：温经通络，消肿止痛。

处方：制川乌 10g，白芥子 15g，当归 15g，赤芍 30g，丝瓜络 10g，桑枝 30g，金雀花根 30g，怀牛膝 15g，生黄芪 30g，桑黄 6g，羌活 10g，百合 15g，岗稔根 30g。7 剂。

2019 年 3 月 12 日二诊：症详上，苔白，脉沉细。

处方：原方加细辛 3g，14 剂。

2019 年 3 月 26 日三诊：右膝关节渐"解冻"能活动，欲使开步还需温经通络。

处方：原方 14 剂。

2019 年 4 月 9 日四诊：左手腕关节肿胀渐软，苔白，脉沉细。

处方：原方加桂枝 10g，14 剂。

2019 年 4 月 23 日五诊：左手腕关节肿渐退，苔白，脉沉细。

处方：原方去白芥子、百合，加秦艽 10g，14 剂

2019 年 5 月 7 日六诊：右足踝关节肿消退，能小步走，苔白，脉沉细。

处方：原方去桑枝、当归，加虎杖 30g，老鹳草 15g，14 剂。

2019 年 5 月 21 日七诊：左膝关节肿渐消，穿鞋方便，苔白，脉沉细。

处方：原方去赤芍，加五加皮 10g，14 剂。

2019 年 5 月 28 日八诊：左膝关节肿渐退，能握拳，双下肢关节渐减肿，精神愉悦，苔白，脉沉细。

处方：制川乌 10g，威灵仙 15g，秦艽 15g，五加皮 10g，金雀根 30g，岗稔根 30g，怀牛膝 15g，忍冬藤 30g，桂枝 10g，桑黄 6g，老鹳草 15g。14 剂。

2019 年 6 月 11 日九诊：左膝关节肿胀渐退，双膝关节渐灵活，苔白腻，脉沉细。

处方：原方去老鹳草，加淫羊藿 15g，14 剂。关节肿退，行动较前明显灵活，继续中药调理。

按语：本案为尪痹证顽疾，属本虚标实证。痰瘀胶固，关节失利，祛邪能改善症状，配合康复及心理调节，扶正补羸亦能力挽沉疴，缓解症状。

附：膏方经验

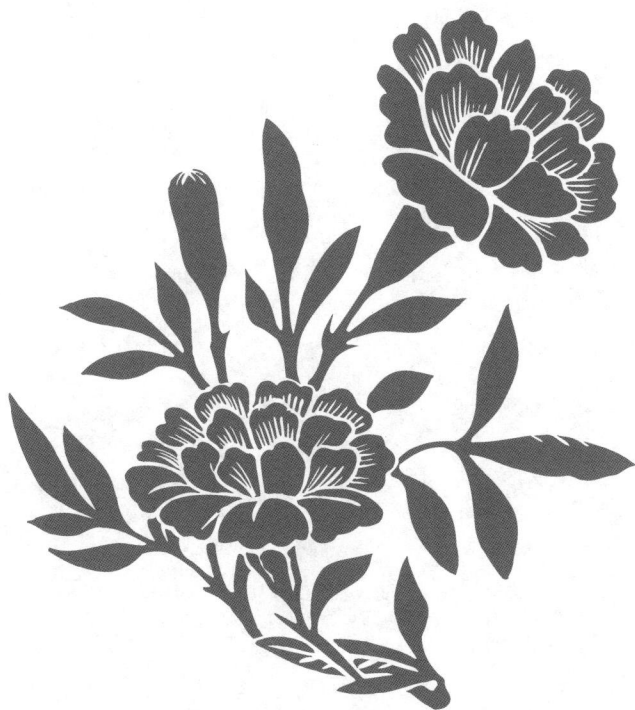

冬季进补的膏方乃中药八种剂型中的重要一项，对于亚健康体质、气血津液不足，特别是脏腑虚损者，如干燥综合征、骨关节运动不良症、类风湿关节炎、神经官能症、妇女月经不调、小儿发育不良及各类肿瘤、结节、囊肿等尤为适宜。

案1 非霍奇金淋巴瘤

顾某，女性，59岁，教师。

初诊：2017年冬。

主诉：眩晕、乏力2年。

症状体征：胸闷，气促，近期咳嗽，咳黄痰，消瘦面㿠，盗汗，右上腹痛，浅表淋巴结肿大，苔白腻，舌淡，脉细数。

检查：纵隔淋巴瘤，大小11mm×22mm，伴有支气管扩张。

中医辨证：气阴两虚，痰阻上焦。

治法：益气养阴，化痰散结。

膏方处方：高丽红参50g，朝白参100g，生地黄200g，熟地黄300g，川贝母30g，女贞子300g，全当归150g，西红花10g，生白芍150g，枸杞子150g，银燕20g，阿胶250g，川芎100g，红景天150g，黑大豆200g，桂枝60g，瘪桃干200g，怀山药300g，制首乌250g，山萸肉150g，桑椹60g，山慈菇30g，积雪草200g，鹿茸草60g，瓜蒌仁200g，白及60g，香附60g，牡蛎200g，白芷100g。

上料加糖熬胶。每次一匙，每天二次，早晚冲服。服膏方后神清气爽。患者作为一名教师，声音洪亮，咳痰均消，精神健壮，患者非常满意，以后每年服膏方进补。

按语：本案患者为非霍奇金淋巴瘤（NHL），属于中医学"石疽""失荣""阴疽"等范畴。患者纵隔淋巴结肿大，形体消瘦，咳嗽，气促，颈项僵硬，精神不振，盗汗，伴有全血细胞减少，淋巴细胞增多。中医辨证属气阴两虚，痰阻上焦。肺肾两亏，亟宜大补元气，振奋中阳，养血生津，化痰散结。采用膏方寓治于补，兼顾全面是一种不错的选择，患者已连续服用3年，自觉效果胜于打干扰素。患者坚持正常教学工作。

案 2　银屑病

年某，女性，60 岁，居民。

初诊：2019 年 11 月 23 日。

症状体征：面目浮肿，皮肤瘙痒，苔薄黄腻，脉细缓。

病史：有高血压史，患银屑病 40 余年。

中医辨证：气阴两亏，痰瘀阻络。

治法：大补元气，和营通络。

处方：红参 30g，铁皮枫斗 100g，龟甲 150g，阿胶 150g，菝葜 150g，银杏 80g，枸杞子 150g，当归 200g，白花蛇 3 条，赤芍 300g，葎草 300g，卫矛 250g，生地黄 300g，制首乌 250g，苦丁茶 150g，钩藤 150g，茯神 150g，菟丝子 150g，西红花 5g，香附 30g。

每食一匙，开水冲服。服用膏方后血压 130/80mmHg，浮肿消退，皮疹隐退不痒。

按语：银屑病俗称牛皮癣，多由素体阴虚、风热瘀滞入络引起。采用膏方治疗，缓以图之，养阴清热，凉血祛风，选用具有抗过敏、抗变态反应、抑制免疫、提高激素水平作用的中药如生地黄、龟甲、茯神等。选用具有抗血管炎、消炎止痛的中药如赤芍、菝葜、卫矛、银杏等。与益气通络中药合用，能明显改善顽固皮疹的结缔组织改变，使痼疾有了转机。

案 3 椎基底动脉狭窄

杨某，男性，62 岁，居民。

初诊：2019 年 11 月 23 日。

症状体征：近来不寐，乏力，神倦，舌胖，脉沉细。

病史：有高血压病史，已放置椎基底支架。

中医辨证：肝阳偏亢，心神不宁，血脉痹阻。

治法：柔肝养阴，活血化瘀，宁心安神。

处方：高丽红参 20g，参三七 10g，茜草 80g，红景天 80g，黄芪 100g，葛根 100g，路路通 60g，王不留行 60g，罗布麻 150g，钩藤 150g，桑寄生 120g，杜仲 150g，龟甲胶 150g，鳖甲胶 150g，桃仁 60g，红花 15g，桂枝 30g，炒枣仁 120g，夜交藤 200g，合欢皮 100g，莲子 80g，龙胆草 60g，茯神 150g，枸杞子 120g，姜半夏 100g。

按语：患者为阳亢体质，经脉瘀阻，心神不宁，夜不能寐，心主神，藏精于肾，经服膏方后寐酣，精神振作。

案4 心脏瓣膜手术后

胡某，男，46岁，居民。

现病史：患者于2019年12月6日在上海市中山医院行心瓣膜手术后，出现消瘦，乏力，精神萎靡，要求膏方进补。刻下症见：纳呆，脘胀，便不畅，苔白腻，脉细滑。

中医辨证：血不养心，心虚神伤。

治法：大补元气，心肾兼补。

处方：长白山人参60g，白术100g，茯苓150g，当归200g，白芍150g，熟地黄300g，川芎100g，桂枝60g，黄芪250g，仙茅150g，淫羊藿150g，枸杞子200g，山药300g，肉苁蓉150g，桃仁100g，芡实60g，燕窝30g，葛根120g，灯心草30g，石斛80g，阿胶200g。

经膏方调服后，患者精神健旺，食欲大增，本年中未出现心悸、感冒、腹泻等。

案5 吉兰-巴雷综合征

刘某，女，60岁，居民。

初诊：2016年10月26日。

主诉：不寐数十载。

症状体征：乏力，神疲，口干，头晕，腰椎间盘膨出，手背麻木，握手无力，足跟刺痛，异物感。舌胖，齿痕，脉弦细数。

病史：有高血压、冠心病、吉兰-巴雷综合征。

中医辨证：肾精不足，水不涵木。

治法：温肾养肝，化瘀通络。

处方：别直参 20g，熟地黄 300g，生黄芪 300g，当归 250g，赤芍 300g，西洋参 50g，北沙参 150g，枸杞子 150g，山萸肉 60g，酸枣仁 180g，狗脊 200g，杜仲 250g，川芎 150g，水蛭 20g，蜈蚣 6 条，牛膝 250g，天麻 50g，青皮 30g，阿胶 150g，龟甲胶 250g，鹿角胶 200g，核桃肉 50g。

服后眠安，腰健，握手有力，精神强壮。

案 6 痛经

蒋某，女性，18 岁，学生。

初诊：2016 年 10 月 22 日。

主诉：痛经 4 年余，月经先期 1 周。

症状体征：面暗，乏力，易脱发，气短，懒言，偶尔手心热，目下如卧蚕，喜冷饮，舌胖、质偏红，脉细数。

中医辨证：肝郁气滞，肾虚血热。

治法：疏肝理气，凉血补肾。

处方：柴胡 60g，生地黄 200g，赤芍 100g，益母草 200g，生晒参 80g，麦冬 100g，女贞子 200g，生黄芪 200g，枸杞子 200g，山萸肉 100g，核桃肉 250g，黑芝麻 250g，桑叶 100g，天麻 60g，益智仁 150g，当归 250g，川芎 150g，桂圆肉 50g，青皮 50g，龟甲胶 100g，阿胶 150g。

服后，患者月经准期，痛经消失，气血调和而安。